透过影像看健康

王骏　白树勤　吴虹桥　编著

编　者　王　骏　南京军区南京总医院
　　　　　　　　（南京大学附属金陵医院）
　　　　　白树勤　山西医科大学第二医院
　　　　　吴虹桥　南京医科大学附属常州市妇幼保健院
　　　　　张文杰　南京军区 81 医院
　　　　　刘小艳　南通大学附属医院
　　　　　柳　溪　南京中医药大学附属医院
摄　影　王　骏
模　特　李　寅　柳　溪

人民卫生出版社

图书在版编目（CIP）数据

透过影像看健康 / 王骏，白树勤，吴虹桥编著 . —北京：
人民卫生出版社，2015

ISBN 978-7-117-21929-7

I.①透…　II.①王…　②白…　③吴…　III.①影象诊断 –
普及读物　IV.①R445–49

中国版本图书馆 CIP 数据核字（2016）第 003392 号

人卫社官网　**www.pmph.com**	出版物查询，在线购书	
人卫医学网　**www.ipmph.com**	医学考试辅导，医学数据库服务，医学教育资源，大众健康资讯	

透过影像看健康

编　　著：王　骏　白树勤　吴虹桥
出版发行：人民卫生出版社（中继线 010-59780011）
地　　址：北京市朝阳区潘家园南里 19 号
邮　　编：100021
E - mail：pmph @ pmph.com
购书热线：010-59787592　010-59787584　010-65264830
印　　刷：北京盛通印刷股份有限公司
经　　销：新华书店
开　　本：710×1000　1/16　印张：16
字　　数：208 千字
版　　次：2016 年 5 月第 1 版　2016 年 5 月第 1 版第 1 次印刷
标准书号：ISBN 978-7-117-21929-7/R・21930
定　　价：58.00 元
打击盗版举报电话：**010-59787491　E-mail：WQ @ pmph.com**
（凡属印装质量问题请与本社市场营销中心联系退换）

序

　　20 世纪发展最快的医学影像的核心内容是医学影像技术学。没有技术就没有诊断,技术的进步促进了疾病的早发现、早诊断、早治疗。医学影像技术学的进步丰富、发展了医学影像诊断学,完善、促进了临床诊断。我从医 30 年,教学十余年,经历了屏/片时期的放射科到今天,拥有了数字 X 线摄影、CT、磁共振、DSA(数字减影血管造影)及微创介入在内的大型临床综合型医学影像学科,其中 CT 涌现出"家族性"的发展趋势,如多排探测器 CT、双源 CT、PET/CT 等。在当前科技文明高度创新、集中拥有的大好形势下,却被看病难、看病贵蒙上了阴影。我们想通过本书,为广大读者详细解答各类医学影像检查的适应证、禁忌证,以及各自的优、劣势,分门别类地介绍各种医学影像检查前、检查中、检查后所需要注意的相关问题,理解综合合理运用各类医学影像检查的必要性。

　　时代赐予了我们机遇,也同样赋予了我们责任与义务,不遗余力地使它进一步发展、完善,是我们医者的本份。我们尽全力想把本书写好,写得透彻些,更浅显易懂贴近百姓、方便患者。尽量清晰地进述各类医学影像检查的来龙去脉,使感兴趣的读者对整个医学影像有所了解。智者千虑、必有一失,书中难免会有表达不准确甚至错漏之处，敬请登陆我设立的网站"医学影像健康网"（www.mih365.com）交流，也可发送电子邮件 yingsong@sina.com 批评指正。

全军医学影像中心

南京军区南京总医院

南京大学附属金陵医院　王　骏

2016 年 3 月

目 录

第一章

基 础 篇

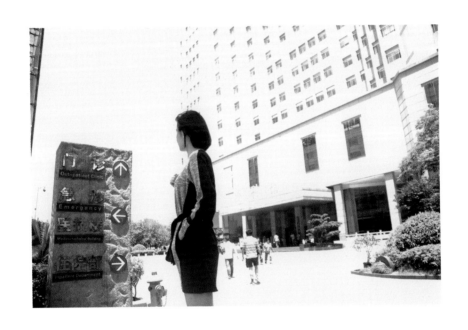

第一节　从国外乳腺癌普查，
看医学影像学检查的价值

有谁能想到，一位 66 岁的妇女，在没有任何症状的情况下进行乳腺的医学影像学普查。当患者进行乳腺 X 线摄影定位时，医师注意到她的左乳皮肤轻度增厚且变色，在进行乳腺 X 线摄影检查后经穿刺活检,病理证实为炎性乳腺癌 3 期。

这就是当今被认为是乳腺癌早期诊断最有效的方法——乳腺 X 线摄影检查。所以美国有关部门早在 2000 年就宣布着手 50 岁以上的妇女 60% 进行乳腺普查的计划。随着发病的年轻化,已逐步降低至 45 岁,甚至是 40 岁以上的妇女都要求进行乳腺普查,但最终未能全面实现此计划,其中成本和方便是两大障碍。

此项计划的开展引起了美国诸多大公司的积极响应,其中一家公司的总部在印第安纳,是拥有 3 万以上雇员的一个全球性医药厂商,大约 1.2 万雇员生活在印第安纳中心。由于认识到乳腺癌早期诊断的价值,该公司在 1988 年到 1993 年期间,在自我保障和自我管理保证健康计划中提供了一项健康有益的乳腺 X 线摄影检查,包括乳腺 X 线摄影检查的相关费用。1993 年秋季,该公司还在总部内建立了乳腺保健教育和普查中心。

他们规定每年乳腺 X 线摄影检查提供给 40 岁以上所有健康计划内成员(雇员、家属和退休人员),前次乳腺 X 线摄影至少已 1 年(有症状和乳腺植入物及乳腺癌历史的人除外),且不需要医师安排。40 岁以下的妇女需要有医师开据的符合普查条件的申请单。对于健康计划内的成员此项检查是免费的,且在进行普查时雇员脱离工作不罚款。

在普查计划的第 1 个 22 个月中,安排了 4559 人检查,其中 4210 人完成乳腺 X 线摄影检查,参与率为 92%。这项普查计划的早期结果令人鼓舞。癌症检出率为 0.43%,乳腺 X 线摄影可疑阳性预测值为 30%,总的活检率为 1%,均在预期范围内。癌症检出率在相应年龄人群中(平均年龄 53 岁)的发病率普查是恰当的。

癌症的类型诊断进一步证实计划的相对成功。在发现的 18 个恶性肿瘤中的 17 个是 0 期或 1 期而淋巴结阴性。癌症的 61% 是微小的、其定义是原位导管癌或侵袭性癌小于 1cm,这些病例由于在无任何症状的情况下进行的普查而较早地发现病变,因此她们将会有很好的愈后。

据有关资料表明:欧洲约每 15 名妇女中有 1 人在一生中会患乳腺癌;美国估计每 11 名妇女中即有 1 人发病;我国妇女乳腺癌发病率也呈上升趋势,已取代宫颈癌,成为女性最常见的恶性肿瘤。面对发病的上升趋势,有人对乳腺癌检测方法进行了临床估价,结果证明:医学影像学普查对早期癌肿检测是最敏感的方法,美国一位学者认为这种方式能提前 21 个月发现乳腺癌。

在我国由于传统意识,更多阻碍普查的原因是年轻女性"羞"于接受此项检查,或是认为没必要。可喜的是,现已有不少企业出于对员工健康保健意识的增强,每年正在逐步完善各项健康体检。我们有理由相信,随着国民生活的不断改善及其健康意识的不断增强,会越来越重视乳腺的相关检查。

第二节　乳腺解剖与影像特征

乳腺不仅仅是女性哺乳、孕育下一代的器官,而且也是增添女性美感及被欣赏的性感觉器官。乳腺通常位于前胸壁,以锁骨中点向下画垂线的第 2~6 肋间,未哺乳的成年女性乳腺呈半球形。乳腺中央有乳头突起,是女性的性感觉较为丰富、敏感的器官之一,其周围有色素沉着区,称为乳晕。乳腺主要是由腺体及脂肪等构成,通常有 15~20 个乳腺叶,接着又相继分为许多小叶、腺泡,每个乳腺叶都有 1 个输乳管,最终开口于乳头,形成乳腺导管系统。乳腺位于胸部皮下深、浅筋膜之间,浅筋膜不仅包绕乳腺组织,还伸向腺体内形成纤维束乳腺 Cooper 韧带,即乳腺悬韧带,并与真皮相连。如果有乳腺癌发生,韧带会因肿瘤浸润发生挛缩,出现皮肤凹陷的"酒窝征",并因淋巴液回流受阻、皮肤水肿乳腺悬韧带牵拉形成"橘皮样变",有的还会造成乳头回缩等。

乳腺的常见病有:乳腺癌、乳腺增生、乳腺炎等,其中乳腺癌是成年女性最常见的恶性肿瘤之一,而数字乳腺 X 线摄影则是乳腺癌早发现、早诊断、早治疗的最佳首选检查方法。随着人们生活水平的提高与质量的改善,以及为了增添美感所做的隆乳及假体植入等,致使乳腺密度增加而使原先钼靶产生的 X 线不易穿透,现今则采用钼铑双靶进行乳腺 X 线摄影,增加 X 线的穿透力,甚至采用乳腺数字融合 X 线体层摄影为诊断提供更加广泛、翔实的信息量。

为了全面展示乳腺的全部组织,通常采用内外侧位及头足位,有时根据病灶需要还可加照侧斜位、放大摄影等。为了便于描述乳腺,以右侧乳腺为例,时钟在 12~3 点之间称为内上象限、3~6 点之间称为内下象限、6~9 点之间称为外下象限、9~12 点之间称为外上象限、乳头及乳晕区称为中央区,通常乳腺组织左右对称。

乳腺由皮肤、皮下脂肪、纤维组织和腺体构成,皮肤通常为 0.5~1.5mm,上薄下厚。从侧位上看,皮肤后可见 0.5~2.5mm 的黑色透亮带为脂肪层,它是因为阻挡 X 线的能力弱而成黑色透亮带。这在乳腺后面则称为乳后间隙,位于乳腺和胸壁深筋膜与肌肉之间,上述的乳腺悬韧带可通过脂肪层呈细条索状。乳腺腺体随年龄增长在 X 线照片上有所不同,通常青春期女性乳腺结构较为致密,人到中年时,则密度有所降低,老年因腺体萎缩而密度更低。人们所看到的小的血管、纤维结缔组织以及其他一些小的结构,这些小梁结构在影像上我们称之为纹理,因密度较高,阻挡 X 线能力较强而产生较亮的影像结构,其走向较为柔和、粗细均匀。通常,恶性肿瘤会因阻挡 X 线能力较强,在照片上形成密度增高的白色影像,肿块边缘模糊、境界不清、有毛刺样改变,在影像上可形成漏斗征、帐篷征等。

第三节　放置节育环后为什么不能高枕无忧

当今的避孕方法很多,如阴茎套、阴道隔膜、药物避孕等,而对已有孩子的夫妇来说,要达到长期避孕可选择宫内节育器,也就是人们通常所说的放环。目前它是我国育龄妇女的主要避孕措施,它一次放置于宫腔,即可避孕多年,是一种安全、有效、简便、经济的可逆性节育方法。但是放环后不能一劳永逸,有可能出现以下情况:

1. 脱环。小张放环后,开始时月经量增多、经期延长,可近来却没有来例假,去医院进行X线、超声检查发现环没了,并怀孕了。这主要是由于节育器与宫腔大小、形态不相符的缘故,或是此材料的支撑力不够,加之子宫的收缩运动将它排出了体外。遗憾的是小张一点儿都没在意,在不知不觉中怀孕了,多受一次不必要的人工流产的痛苦。医生为她再次上环时,改用了更符合宫腔形态或较大型号的节育器,并一再嘱咐她:放环后需休息3天;1周内不要干重体力活;2周内禁坐浴和性生活;3个月内在解大便时或月经期,要注意节育器有无脱落;1年内定期复查,观察环的位置。

2. 带环怀孕。小赵就属于这类。这与环的大小、位置以及是否异位均有密不可分的关系,以X线透视、超声检查其是否在位、弹开、扭曲变形等。因此,平时在置放时以月经干净后3~7天为宜,其他时间必须在排除妊娠后放置。且曾带环妊娠者,改用带铜节育器,利用它可影响精子获能,从而增强避孕效果。

3. 取环。小李准备做腹部磁共振时,医学影像科的医师却让她先去妇科把环取掉后再来做磁共振检查,以免金属影响影像质量或诱发子宫出血、灼伤等。诸如此类,还有哪些情况需要取环呢?答案是放置期限已满,需调换者;不良反应或并发症药物治疗无效者;计划再生育者;改换其他避孕法或绝育者;绝经大于一年者。无论如何,取环时间对于未绝经者来说以月经干净后3~7天为宜,且术前应了解所置节育器是否确实仍在宫腔内及其类型,取环困难者甚至要在X线或超声监视下进行。术后需休息1~2天,禁止性生活及坐浴2周。

随着人民生活质量的提高以及科学技术的进步,人们对置放节育器随访的要求也随之提高。所以，业内人士提出尽量用超声检查替代 X 线透视，其理由有三：一是 X 线多少对人体有放射性损伤，所以不便于多次、长期进行；二是人体的子宫大小、形态差异很大，X 线透视不能精确地认定环位及其与子宫腔毗邻的关系，而这一点超声检查则具备优势；三是随着高科技的发展，涌现出许多种透 X 线的避孕环，致使在 X 线透视时不显影。鉴于此，透环逐渐由超声检查取代。

第四节　女性就诊温馨提醒

作为女性就诊，比男士又多了很多生理上的麻烦，这使得您在看病前还要做好以下思想准备：回忆您的初潮时间、月经周期、经期天数、经血量及其颜色、有无痛经与白带异常，以及最后一次月经的准确日期等，免得医生问起来张口结舌。有时一些关于您个人的"隐私"，也必须对医生"公开"，比如是否结婚、是否有性伴侣、怀孕与生育次数、流产还是自然流产、人工流产还是药物流产，用什么办法避孕，甚至性生活的频率和质量等。

快节奏生活中的现代女性，为了避免看病时浪费时间和精力，以下提醒不得不看：

因腹部手术入院

这里有两位女性，李女士和张女士因子宫肌瘤同时住院，且住在了同一间病房内，成了同病相怜的病友加室友，可李女士先进行了手术，而张女士却没有，难道是李女士给医生送了红包？非也。原来李女士不仅心理准备充分，而且生理方面也做了准备——避开了月经期。张女士则不然，碰上了"红灯"，不得不"临阵退却"，直至李女士拆线了张女士还没能"进宫"，致使好不容易"抢"到的床位浪费了手术时间。因为月经期女性的凝血机制会发生变化，而且免疫功能下降,容易感染。诸如此类,不仅仅反映在手术治疗上,而且在医学检查上同样如此。比如当医生考虑您有肾脏病时要求做肾穿,甚至为了检查结果的准确可靠,在您进行尿检时都得注意上述问题。

放置宫内节育器

前面所述的进行宫内节育器放置术,也就是人们通常所说的"上环",其放置的时间也有讲究,它随各种不同情况而易,要是在往常,一般为月经干净后3~7天放置;倘若是人工流产,便可立即放置。如是产后,得考虑各种不同的情形,如是自然分娩,一般在产后满3个月放置;如果是剖宫产,可在半年放置;而对于哺乳期的放置,医生则会让您先去做个化验检查,以排除早孕可能后再放置。

做子宫输卵管造影

由此可见,生理对于女同胞的医学诊疗是多么的重要。然而,这才仅仅是一个方面,当为了寻找不孕症的原因时,有时女同胞要做子宫输卵管造影,经宫颈口注入40%碘化油或碘苯酯、有机碘水剂以显示子宫和输卵管内腔,观察输卵管是否通畅,子宫有无畸形等。这时除了月经期禁忌外,如果有生殖器官的急性炎症、子宫出血等也同样禁止此项检查。

做妇科超声检查

当您要做妇科超声检查时,为了能清晰地显示子宫及其附件,您在检查前要多喝水,不解小便,使尿憋足,膀胱充盈。从喝水到膀胱充盈一般需要一个半小时到2个小时,所以您不妨先喝水再去检查室,以减少等待的时间。做经阴道的妇科超声检查时,非但不必憋足尿,而且还要排空小便,才可检查。

做磁共振盆腔检查

当您下腹不适,医生认为有必要做磁共振盆腔检查时,影像科医生会告诉您先去门诊把节育环取出后再来检查,这样可解除因节育环对图像质量产生的影响,甚至还可避免节育环因磁力作用对患者可能造成的严重后果。

做一般部位的磁共振检查

同样,在做一般部位的磁共振检查时,为了避免检查时产生的伪影,女性们的一些时尚装饰,如发卡、耳环、项链、手链、足链、胸罩等都得去除。不仅如此,做 CT 检查甚至就是普通 X 线片也得将玉佩、指环以及衣服上的钉钉挂挂,如拉链、皮带、胸针等统统拿掉。

乳腺的影像学检查

女性在做相应的乳腺影像学检查时,非但要把上述的影响因素去除,甚至一丝不挂还不能满足检查要求,特别是乳腺上的文身,富含重金属。讲到此,道理大家都懂了。女人,多在乎、多考虑一些自己吧,尤其是在生病的时候。

第五节 看病时,装扮不要太潮

一位很潮的"美妹"因车祸不省人事,医生很难判断她黑漆漆的眼圈是描的眼影,还是颅内出血引起的"熊猫眼症"?一位发着低烧的浓妆少女两腮绯红,医生犯了难,是涂的腮红,还是结核病特有的潮红?

西医给患者看病的第一要素是"视、触、叩、听"的"视"字,就是中医也把"望、闻、问、切"的"望"字用来打头,由此可见,患者的外观对于疾病的判断是多么的重要。例如先天性心脏病,单看患者的两腮和唇色,就可略知一二;妇科贫血,也可以从患者的脸色、唇色和指甲的颜色判断其严重程度。唇膏、指甲油、眼影、粉底、腮红,都是时尚"美妹"的心爱之物,却是医生检查的障碍物,轻则耽误您的治疗,影响您的疗效;重则导致误诊、漏诊,甚至让您一命呜呼!

令医生更加头痛的是,现代时尚已从过去单纯的面部化妆无限延伸,时尚女子的身体各个部位无不闪烁着时尚的光彩。耳环、戒指、项链、手链、脚链、玉佩、文身、假发、发针,各式前卫的"小玩意儿",给医学诊断,尤其是医学影像学诊断带来了无尽的烦恼,且看下面的例子。

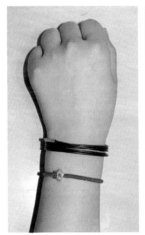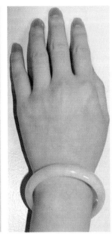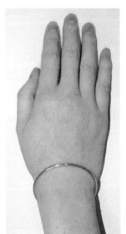

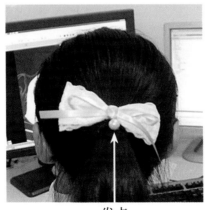

发卡

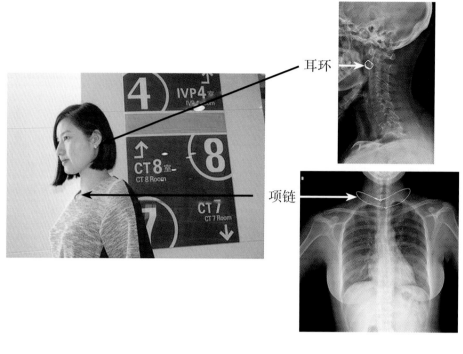

耳环

项链

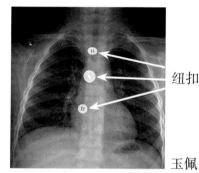

纽扣

拉链扣　　　　　　　　玉佩

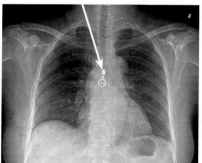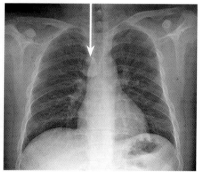

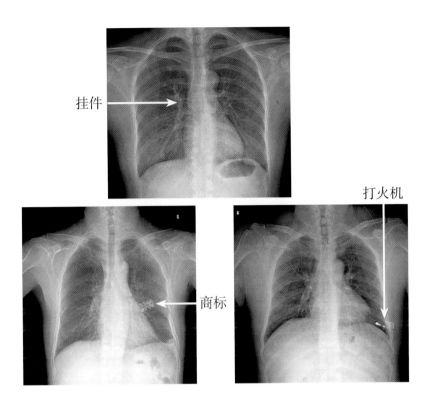

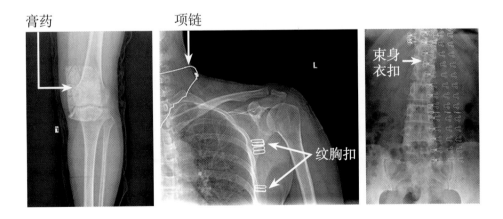

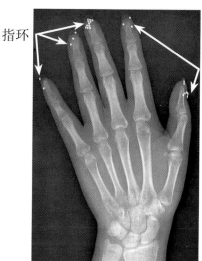

指环

指环

医生们围着一张 X 线影像争论,一部分人认为片子上有一块类似骨质破坏的影像,是恶性肿瘤;但另一部分人觉得此 X 线征象与临床表现不符。相持不下,一位聪明的医生说了一句:重照一张吧。结果阴影不翼而飞。原来在前一次拍片时,患者带着玉佩,X 线正好将其阴影投照在骨骼上。

一位姑娘因耳朵流脓前来拍片,看看是不是中耳炎,可片子上却发现一针尖状的阴影,难道她的炎症是由这个异物所致吗? 好在拍完片子后医生没马上让患者走,随即在相应部位寻找,原来是装饰的耳针,这才算是平安无事了。

在医学影像学检查中,哪怕是一股装饰的假发,有时在片子上都会产生高密度阴影,形如肿瘤。更不用说毛线衣上的装饰、胸罩的金属托、项链、耳环、脚链、指环,以及衣服上的油漆、染发及文身的重金属等。也难怪一位国外医生来到我国一家三级甲等医院为新仪器开展而指导工作时,一看见胸片上那琳琅满目的胸罩阴影时就咆哮道:这简直让人愤怒! 怎么能这样呢?

这,或许还会引起更为严重的后果! 如果您戴着这些金属类器件做 CT 检查时会因硬化效应在图像上产生放射状伪影,轻则影响图像质量,重则因其劣质的医学影像导致误诊、漏诊,影响诊断的正确性。那么,在磁共振等其他检查中,它们的危害就不仅仅是这些了。

在磁共振检查中,金属类装饰物不但会影响医学图像的质量,而且由于金属会在磁场环境下由电磁感应产生过多的热量,时间一长而灼伤您的某些部位。如某些乳罩具有铁磁性成分,在磁场内被吸引偏转,产生热量或诱发电流。尽管市场上可以买到由非铁磁性材料制造的乳罩,但导电材料的环形部分可产生电流,且产生涡流,有可能降低图像质量。更重要的是,可能会造成患者的烧伤或电击。因此,在做磁共振检查前应该去除它们,要不然它会毫不保留地将上述的耳环、耳针从您体内硬拉出来,血肉模糊。更有的会出现"导弹效应",这是由于铁磁性物体被带入靠近磁铁时,尤其是强磁场时,受到磁场的吸引获得足够的速度向磁铁方向运动,这对患者和工作人员是灾难性或致命性的危害。当然,这类物质虽然都很小,但速度却很快,往往会被忽视,如头针之类的装饰品等。更为重要的是,染发或文身的重金属不仅严重影响图像质量,而且还会在产生相应热量的同时造成火灾。最近,某家医院在为患者做磁共振检查时出于好心,担心患者在较长的检查过程中受凉,给患者盖了被子。谁知好心办了坏事,造成磁共振检查机房的火灾。探究其原因,发现给患者盖的被子金属棉成分居多,在较长时间的检查过程中磁共振射频能量沉积,致使温度飙升。

请在做影像学检查时尽量以真实、朴素的面目面对医生。当医生要您去除身上的装饰物时,请一定听从医生嘱咐,千万别因为太爱美而妨碍了疾病的诊治。

第六节 话 骨 龄

近年来,有不少人去医院进行 X 线摄影检查,说是看看小孩还能不能长高。这当中有少年队的运动健将、有情窦初开的少男少女,等等。那么情况究竟是怎样的呢？这还得从骨龄谈起。

什么是骨龄？通常我们把研究骨骼化骨核的出现和愈合时间同实际年龄的关系称为骨龄。骨龄可以推断骨骼发育成长的情况，是临床上了解儿童生长发育状态的一种方法。尤其是对于内分泌疾病、营养障碍和发育异常与骨龄的关系更加密切。自小孩出生到14岁可以按照骨骺的第一次骨化中心出现的时间来推测其年龄，在临床上估计1岁以内儿童骨龄，通常选择足和膝部化骨核作为标准，由于髂嵴、坐骨结节和肩峰化骨核的出现均与女孩月经初潮期相近，故可据此判断是否已经进入青春期，14~25岁则可按照骨骺的愈合推断其年龄。

有了骨龄可以判断年龄大小，可以判断生长发育是否正常，可究竟还能不能长呢？这主要是看长骨。长骨的生长是骨骺、骺板与骨膜进行的，前者可使骨干伸长，后者则使骨干增粗。调节骨骺发育的因素尚未十分明了，但目前认为一些激素起着重要的作用，如甲状腺素、生长激素、皮质激素等对骨组织生长具有较强的刺激能力。当然，从婴儿到成人骨骼并不是以一个恒定速度进行发育的，一般在儿童早期有一次相对加速期，即在4~6岁期间，以后在青春生长期有另一次加速。

其实，正常骨龄即使有一定的规律，也因人、性别、种族和地区有所不同，对于能不能长高有着多种因素的影响，比如遗传、营养、睡眠、运动，等等。所以有专家认为：利用骨龄推断骨的发育虽有一定价值，但也受一定的限制，特别是较大的儿童或少年。一般临床上常根据腕部化骨核的数目来判断儿童的发育情况，许多统计表明这种判断是不符合实际的，且有相当大的主观误差。曾有人研究450例儿童手的X线片，发现骨骼成熟程度双手完全对称者只有117例。由此可见，骨龄的测定只能作为一项参考指标。

至于以此来判断确定自己今后的终生职业，则应该早下结论，有几位并不算矮的女士，这其中不乏正在读金融的本科生，也有的是念计算机的研究生,满怀希望地去医院检查,抱着哪怕是一线能长高的希望前去询医问药,少则几拾元、多则几百元。其实,只要发育正常,把上述这项投资用在刀刃上——把自己"武装"好,挺起你的腰来便增添了2公分,有了内涵则又增添了"2公分",天涯何处无芳草呢?

第七节　预防骨质疏松症要从小儿抓起

　　骨质疏松症是一个世界范围的、主要的、不断增长的健康问题。据估计在美国、欧洲和日本大约有 7500 万人受累,且在美国和欧洲,每年大约有 230 万由骨质疏松症引起骨折的患者,此项医疗费用大约每年 230 亿美元,给社会和个人造成经济负担,并且引起患者疼痛和残疾。随着人口寿命的延长,骨质疏松症的全球发病率将上升 3 倍。预计下半个世纪,由骨质疏松症引起的骨折将增加 1 倍,并导致惊人的费用。在我国,因骨质疏松导致髋关节骨折其 1 年内病死率达 20%,生存 1 年以上者约 25% 丧失活动能力。然而,一直被认为是一种老年疾病的骨质疏松症,现已明确在小儿期就已存在,这不得不引起家长的重视。

　　骨质疏松症是一种全身骨量减少及骨组织显微结构改变,伴有骨脆性增高及易导致骨折的疾病。骨质疏松使 1/4 的妇女受到影响。在引起骨质疏松的危险因素中与小儿相关的就有:烟酒嗜好;过量饮用含咖啡因的饮食;加之小儿期正处于骨骼生长阶段,容易引起维生素 D 及钙盐、蛋白质摄入不足。另外,广大中小学生由于功课负担过重,活动少、长时间静坐等,使骨骼生长发育不良,是以后发展成骨质疏松症的缘由。这是因为机械运动负荷的刺激是促进骨钙盐量增加的必要条件,肌肉收缩及舒张运动的机械负荷会促使生长期骨钙盐量的增加。如果运动、负荷不足会减弱对骨骼的机械刺激,造成肌肉萎缩、骨形成减少,骨吸收增加,最后导致骨质疏松症的发生。以上这些因素均会引起骨含量减少,影响青春期峰值骨量的形成。

骨质疏松的病程是不可逆的,因此预防主要是抑制骨质丢失和增加骨量。具体要求包括对小儿应禁烟、酒,并避免被动吸烟;过多利用咖啡因等饮食"提神"以促进学习是不可取的。饮食方面增加钙的摄入,如在小儿期适当多喝牛奶是补钙的重要方法。据研究认为:特别从幼儿期到青春期若喝牛奶量充足,到 20 岁左右骨组织量最多,由于牛奶中不仅含有充足的钙,而且还含有优质的蛋白质及其他营养素。另外,多食用奶制品、含钙量多的海产品和蔬菜、鸡蛋、蘑菇等,以供给人体所需的、足够的蛋白质和维生素 D 等其他营养素,为此需改变挑食、偏食的不良习惯。因此,专家呼吁:儿童时期健康的生活方式可以减少骨质疏松症发生的危险性,在学习负担不断增加的今天,一定要注意孩子的劳逸结合,加强体育锻炼,预防骨质疏松症应从小儿抓起,并特别注意青春期为了"减肥"而过分地节制饮食会引起营养不良性骨质疏松症的发生。

第八节 意外损伤是儿童的头号杀手

在急诊室,一位年轻的母亲正抱着满脸是血的幼女埋怨做父亲的大意,让宝宝摔了一跤,脸上划了一道口子。其实,这纯属意外损伤,它已被列为 21 世纪影响儿童生命安全、生活质量和身体健康的重要危险因素,这不仅造成巨大的直接经济损失,而且对独生子女家庭的精神 - 心理创伤是难以估量的。它往往是由于双亲忙于自己的事,对儿童照顾不周所致,或是儿童受影视人物的影响而盲目模仿;居室布局与结构不合理,家长在室内随意堆放危险物品;周围环境安全标记不完善或不醒目;急救转运系统不健全;健康教育不普及和儿童安全意识淡薄。来自全国监测网的一份报告显示:无论城市还是农村,1 岁以上儿童的首位死因则为意外损伤,表明在感染性和营养不良性疾病得到一定控制的今天,经济的发展与安全知识的普及不成比例,意外损伤已成为危及儿童生命安全的头号杀手。前 3 位意外死因为中毒、车祸和溺水，前3位意外伤因为跌伤、烧伤或烫伤及动物致伤，尤其是烫伤、交通事故、意外坠落极有可能给孩子造成终生残疾，对孩子的影响将是终身的。

随着城市建设的发展，高层楼房逐年增多，阳台、楼梯以及门窗常缺乏保护装置，儿童坠落事故的发生有增多趋势。就在不久前，一位父亲带着孩子进行X线摄影，说是小孩玩滑梯不慎跌落，第2天发现肩膀不能动了，结果片子显示肩关节脱位。像这类大多见于5~9岁的男孩，事故地点大多数在学校，常因儿童相互追逐及登高爬树时发生外伤。而较小的婴儿多是自床上跌落及家长怀抱孩子不慎跌倒造成的。值得注意的是，居然有家长外出时将幼儿单独反锁房中，小孩由于恐惧，从窗口翻了出去。因此，要减少和预防儿童意外坠落的发生，应加强儿童的看护，不要将孩子单独锁在房中，对阳台、窗口等可能出现意外的地方增加护栏。

当您看到那脖子上大片大片的瘢痕时，首先想到的是，在他或她小时候烫伤的，它妨碍美容，甚至造成终身的心理障碍。这多易发生于5岁以下的儿童，该年龄组小儿对周围事物好奇心强，喜欢动手动脚，对热物烫伤的危险缺乏经验，因此易发生烧烫伤。新生儿及婴儿多因热水袋及洗澡不慎引起；幼儿多是不慎跌入或撞翻盛放热物的器皿引发的，孩子没有理想的活动空间，家长又没有足够的防范意识，故极易引发烫伤。要减少烧烫伤的发生率，加强防范尤为重要。如要把开水、热水瓶放在小儿碰不着的地方；炉火要加围栏；洗澡时要先放冷水再加热水等。

您瞧，几位大人正十万火急地抱着一位小儿向医院冲去。原来是一元硬币被小儿误吸卡在了气管。这种气管异物大多发生于3岁以下的小儿，此年龄组小儿磨牙尚未萌出，咀嚼功能不完善，喉的保护功能欠健全，干硬食物不易被嚼碎，因而易呛入气管；另一个原因是小儿喜欢将物品置入口中尝试，当受到惊吓、欢笑或哭闹时发生误吸。异物的种类繁多，植物性的有花生米、瓜子、豆子等，以及一些玩具、硬币。因此,当小儿进食时家长或看护人应在场,保持进食安静,勿使小儿嬉笑哭闹;不要躺着进食;应教育儿童不要将异物置入口中,以免一时疏忽造成误吸。

意外中毒的毒物有灭鼠药、有机磷农药等,以学龄前儿童多见,多为家长随意放置农药或灭鼠药,小儿无专人看管,被小儿误服。值得一提的是,有一部分小儿中毒是由于不正当要求未被满足和心理压力过重而有意服毒,这是学龄儿童中毒的重要危险因素之一,应引起社会、学校、家庭的高度重视。而腐蚀性化学物品造成食道灼伤在小儿意外损伤中虽不多见,但后果严重,常因食道瘢痕狭窄妨碍进食,进而影响了生长发育。

据医院放射科晚上值班的医师反映,有时会接二连三地有大人带着小孩来拍踝关节的 X 线片,原因是大人带小孩骑自行车时无特殊防护,而小孩好奇地将自己的脚伸进了车轮里,轻则皮肉之苦,重则骨折。更为严重的,农村儿童车祸死亡率是城市的 2 倍,车祸发生原因第一位是行车,其次是横穿马路和骑车。由于机动车数量的增加与道路建设速度比例的严重失调,交通管理水平的滞后,以及人们交通安全意识的淡薄,均是造成儿童期交通事故发生的重要因素。交通事故高发年龄段为 4~8 岁,这与该年龄段小儿户外活动增多,自我保护意识较差,应急反应不灵敏,而外部车辆较多有直接关系。要预防和减少交通事故的发生,学龄前儿童在居住地周围玩耍一定要有成人监护;对于较大儿童,学校和家长要教育孩子遵守交通规则,过马路要走人行横道线,看好红绿灯,不要在马路上追逐打闹。

一位母亲这样说道:我在领小孩上街时都让他走在里面,生怕他走在外面手舞足蹈时让自行车轮子给挟着……。有了这种防范措施、安全意识,造成儿童意外损伤的大多数是可以避免的,这也是专家们所公认的。

第九节　儿童骨关节损伤危害大

儿童骨骼含有机成分、水分较多,而矿物质较少,因此与成年人相比,富于韧性而刚度差。所以,负荷稍大或持续时间较长容易出现疲劳性变形。而儿童骨关节损伤,尤其是累及与生长有关的骨骺部位的损伤,与成人相比,在受伤机制、好发部位、愈合时间、继发改变等方面有其独特之处。加之儿童未完全发育成熟,不同部位的骨骼生长出现时间不同,诊断困难。如常见的儿童肘关节骨折,它是由 3 块骨头组成的关节,骨骺多、骨骺出现及闭合时间不一、功能结构复杂。更为困难的是,患儿的哭闹以及损伤疼痛所致的不配合造成医学影像摄影体位和影像质量不符合检查要求,使诊断质量大打折扣。

儿童骨关节损伤包括某些成人骨折类型和只发生于儿童的骨折,前者主要指儿童骨干骨折,而后者指累及骨骺部位的骨折。儿童骨干好发青枝及弯曲骨折,与成人骨干骨折相比其愈合比成人快,婴儿、新生儿骨折数日后即见骨痂生长,10 多岁者数周后可见;塑形能力强,即使有成角畸形或断端重叠,也能在短期内再塑形为正常;骨折不愈合少见。

儿童有软骨性骺板,为骨的最薄弱区,儿童关节周围韧带比骺板软骨坚强,许多在成人引起韧带损伤的外伤在儿童则引起骺板骨折。骺板是儿童骨折致残危险区,骺板骨折常引起肢体畸形。如果损伤生发层细胞或骨骺干骺对位不良,可导致骺早闭。各型骨骺损伤预后不同,可继发骨折不愈合、畸形、骺早闭。年龄越小,畸形越严重。

在儿童骨关节损伤的分类中往往并非都是单独存在的,无论哪一类型的骨折,在骨折同时往往伴有邻近软组织的损伤,包括神经、血管、韧带、肌腱和内脏器官的挫伤和断裂,软组织的损伤可导致严重的合并症和后遗症的发生。

儿童骨关节损伤的诊断很大程度上依赖医学影像学检查。近十年来,随着 CT 及磁共振的普及应用,尤其是磁共振机软、硬件的不断改进更新,骨骼肌肉系统的影像学研究进入了一个崭新的时期。通常其检查方法包括 X 线平片、CT 和磁共振检查,评估骨折时可根据对位、对线、对轴是否良好加以判断,有时需要随诊观察。12 岁以后的患儿需要双侧对比,以除外正常骨骼的闭合。

当然,不同的影像学检查方法各有优缺点,如 X 线具有较高的空间分辨力,但 CT 的密度分辨力明显高于 X 线检查,而磁共振的软组织分辨力远远胜于 CT。由于磁共振能很好地分辨各种不同的软组织,其在骨骼肌肉系统的应用中拥有巨大的优势,但其在显示骨化、钙化影方面却不如 CT,CT 对各个关节面的显示尤佳。因此,应该重视综合影像的诊断。

第十节　病历,患者就诊的黄金档案

镜头一:一位老奶奶,辗转数百里赶往省城的一家大医院看病,好不容易轮到她看医生时,医生请她把以往的病历、检查的项目拿出来看看,这位老奶奶除了一张被卷得不成样子的 CT 报告单外,什么都没有。这时她才如梦初醒,在家乡检查的那些病历根本就没保存。做过什么检查、用过什么药这会儿只得凭自己仅有的记忆进行描述了,且讲得没有条理。最终,她得到的是包括 CT 检查在内的一大把检查申请单,也许这里面诸多项目是些重复检查。但为了详细地了解病情,为了治病,只好一个队一个队地去排,且在大医院看病有的项目还要预约。就这样折腾了近一周最终才有了诊疗结果。

镜头二:患者王大婶,显得比上面那位老奶奶利索多了。您看她主动给医生递上自己的病历,里面不同时期所做的各项检查整整齐齐地贴好,显得错落有致,没几分钟医生便对她的病情有所了解。最终,她得到的是一张药方,简便明了。

造成如此大的差距究竟是什么原因呢? 在于平时对自己病历资料

的一点一滴的收集,到了用时便可给医生提供一个准确无误的参考。

患者为什么要保存自己的病历呢?答案很简单。疾病是一个过程,只有看了您不同时期,尤其是近期的检查与治疗,才会使医生对您疾病的来龙去脉有一个概括性的了解,而不至于使医生对您疾病茫然不知。只有让医生看了您的相关检查才会知道您是否有问题,或是问题出现在了哪儿,甚至是在哪家医院做的,对其可信度都有所了解,是否需要补做或是重做哪些检查,以便让医生为您排除什么疾病,或是考虑你可能患了什么疾病。而当医生看了您的以往病历后,才知道您过去有没有过敏史,有没有肝、肾、心肺等器官的不好,使医生为您开药时有所考虑,以避免药物的不良反应加重对您个别脏器的损害。当医生看了您近期吃了些什么药后,才知道该疗效怎样,诊断是否准确,还需要做些什么检查进行验证,或是该不该换药、停药,或是加大药物的剂量、减少药物的剂量等。

对于医学影像学检查,它是消耗患者钱财最多的检查之一,是检查项目的一个大头。然而,您在看病时千万不能嫌片子大、路上不方便携带,结果怕麻烦只带了一张报告纸。因为医生在看了你的CT,或是磁共振检查报告单后还得看看片子怎样,这样可加深医生对您病情的了解,以便使医生对疾病有一个具体、形象、生动、全面的了解,特别是能对病灶进行多角度的综合观察。尤其是外科医生,对病灶的周边情况有所了解,便于其考虑手术路径及其疗效,为手术提供最直接的依据。不仅如此,在对有关病变把握不准时,如是炎症、结核,还是肿瘤不能最终定性,而恰恰这几种疾病的治疗方案又是截然不同的,就得进行试验性治疗,凭借前后片子的对比,观察病情是好转了,还是加重了,以确定试验性疗效,甚至还需要通过病灶组织活检最终达到定性诊断。

此外,对一些带有创伤性的检查报告单更要重视,这是建立在自己的痛苦之上,甚至是冒着生命危险换来的一点点结果,如DSA(数字减影血管造影)检查、乳腺穿刺等病灶活检所获得的一些病理、组织学、生化等资料。

那么，究竟该如何收集自己的病历档案呢？首先，到了一家医院第一件要做的事就是买1本该院的病历本，以便医生在上面书写您的相关病史及诊疗经过。在让医生书写之前，您得先把自己的相关资料写在病历的封面上，如姓名、性别、出生年月、婚否、身份证号、住址、药物过敏史等一一写清楚。如果您曾在该院住过院，您还得把住院号写上去，这样有利于医生为您开各类检查申请单时可以顺利地往上抄写相关资料。万万不可头发连着胡子让医生看不懂，甚至为了能够报销将病历进行张冠李戴，时间长了就连自己也记不清哪些检查确实是自己的了。

对于各类检查报告单，通常粘贴在病历的最后，一般有专门让你贴报告单的地方。要注意这里所说的"粘贴"也有一个方法问题。首先你要从病历的后面向前贴、从病历的上面向下贴，且按时间先后顺序、分门别类地加以粘贴。一般检查分为两大类，一类是实验诊断，如血常规、大小便检查、肾功能、肝功能，以及一些生物化学检查、免疫学检验等；第二类是器械检查，诸如医学影像学的 X 线、CT、磁共振、超声检查以及核医学检查和一些特诊科检查，如心电图、肺功能、纤维内镜，又如胃镜、肠镜、支气管镜检查等。此外，您还可以将能够定性的一些病理学检查进行另类粘贴，如乳腺穿刺的病理结果、胃镜活检的病理结果、病灶活检的病理结果等。粘贴每张检查单的左边，由上向下、左边对齐一条线下来，并在上下错开一个字的阶梯状。就在这每一张检查单露出一个字的地方，将检查的年、月、日清楚地写上，且上下对齐。如果此检查是正常的，就用蓝色笔书写，如果此检查是异常的，就用红色笔书写。那么，如何判断其检查正常与否呢？现在各大医院的检查单上往往有正常的参考值，您可以对照自己的检查结果，或是向医生咨询。这里切忌将字、尤其是检查结果给贴了进去。

医学影像学照片最好要在常温阴凉处保存。曾有一位患者检查完后，将其影像学片子扔在了自己轿车的后座上，便开着车子又去办其他事情了。几天下来他才想起自己的片子,等拿回家一看,原本清晰的影像一下子变成了黑锅巴。这是由于现在的胶片已远不是原先我们所说的胶片,尤其是在大医院,随着科学技术的进步,医学影像已发展成为干式激光打印胶片,而不是我们通常意义上所说的经过显影、定影、水洗产生的照片。有的是干式胶片热敏成像,有的是干式胶片激光成像。因此,对于影像学照片的保存就和以前大不相同,它最怕高温。因此,像那位患者,车子夏天的在外面晒,是致使其照片变黑的原因。

最后您要把自己所做的医学影像学检查的各种号码,如X线号、CT号、磁共振号等补写在病历的封面上,将自己所做的影像学检查的片子按门类、以时间次序理顺,以利于医生为了对照调档时方便。

您已珍藏好自己全部病历的家庭医疗档案了吗?希望在您与医生见面时能够得到医生的"表彰"——不为您多开任何一张重复的、毫无意义的检查单。

第二章

药 械 篇

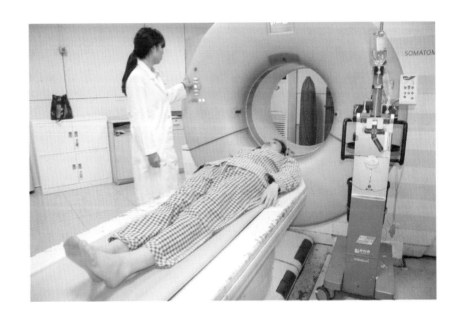

第一节　X线/CT对比剂

无论是X线摄影检查,还是CT检查,对组织间,特别是病灶内、外结构的显示都有不同程度的局限性,这种由于等密度所造成的分辨力不足给临床定性、定量诊断造成困难,这就有必要引入一种物质,将其周围密度的差异尽可能地分开,以其强烈的对比充分展示组

25

织结构、病灶特征,这种物质就叫做对比剂。

对比剂的分类

通常对比剂分为阴性对比剂与阳性对比剂。与软组织相比,能阻挡X线能力弱,X线衰减系数小的对比剂,称为阴性对比剂。它具有密度低、吸收X线少、原子序数低、比重小的特点,如空气、氧气、二氧化碳、氮气等,在X线照片上显示为密度低或黑色影像。与软组织相比,能阻挡X线能力强,X线衰减系数大的对比剂,称为阳性对比剂。它具有密度高、吸收X线多、原子序数高、比重大的特点,如医用硫酸钡、碘剂,在X线照片上显示为密度高或白色影像。

不同对比剂其使用范围各不相同,如经肝脏排泄的对比剂按引入途径可分为口服型和静脉注射型,其中碘番酸为口服对比剂,胆影葡胺为静脉注射对比剂。经肾脏排泄的对比剂常采用非离子型对比剂。消化道钡餐检查,或是钡灌肠采用医用硫酸钡。子宫输卵管造影常采用碘化油。有时为了更好地进行消化道的影像学检查,往往需要进行气、钡双重造影检查,如上消化道钡餐检查时,患者需在吞钡检查前服用产气粉,以便使消化道扩张;在做钡灌肠检查时,在注入钡剂检查后需注入适量的气体。

在腹部CT检查中,常口服水阴性对比剂或稀释的阳性对比剂,作用是使胃肠道充盈,使所观察的部位与胃肠道区分开。通常对比剂按1%~1.5%的比例调制,口服剂量依据检查目的而定,小儿的口服对比剂量需酌减。如果重点观察胆囊及胆道系统,或阻塞性黄疸的病例,一般口服阴性对比剂或水;而对于急腹症的患者,如外伤、肠梗阻、胃肠道穿孔、急性胰腺炎、胆系及泌尿系结石平扫时不采用口服对比剂。

对比剂引入体内的方式

对比剂引入体内通常有两种方式:直接引入法和间接引入法。

直接引入法通过人体自然管道、病理性瘘管或穿刺方式,将对比剂直接引入受检组织或器官。它分为口服法、灌注法以及穿刺注入法。口服法有口服医用硫酸钡消化道造影,如食管、胃、肠道造影等。灌注法如经导尿管引入的逆行肾盂造影,支气管造影,子宫输卵管造影,直肠、结肠的灌注造影等,属于经自然管道直接灌入法。肠道瘘管造影,软组织瘘管造影,术后胆道造影等,属于经病灶瘘管直接灌入法。穿刺注入法如关节造影,盆腔充气造影,腹膜后充气造影,椎管造影,肝、胆管造影,浅表血管造影等,属于体表穿刺直接注入法。心腔造影,大血管及各种深部血管造影等,是直接穿刺利用导管将对比剂注入。另外,某些部位的脓肿、囊肿亦可用直接穿刺方法,抽出腔内所含液体而注入对比剂进行造影。

间接引入法系将对比剂有选择地经口服或血管注入体内,使其聚集于拟显影的器官或组织并使之显影的方法。主要有生理排泄法,它是在对比剂进入体内后,需经过生理功能的吸收、聚积或排泄,使得受检器官显影。如排泄性胆道造影,系口服或静脉注入胆系对比剂,经肝脏排泄至胆汁中,可使肝、胆管和胆囊显影。静脉肾盂造影是由静脉注入对比剂,经肾小球滤过,将对比剂排泄至尿中,可使肾盂、肾盏、输尿管和膀胱显影。此外,生理吸收法如间接淋巴管造影,也是一种间接引入法。

CT 对比剂的注射方法

目前各大医院常用静脉团注法进行 CT 的增强检查,它采用压力注射器,一般以每秒 2~5ml 的速度将 60~100ml 的含碘对比剂注入静脉。其血液中的浓度因对比剂的快速注入而急速升高,根据扫描时间的不同,可分别看到脏器内血管的动脉期、平衡期和静脉期,能清楚地显示病灶并可观察病灶内对比剂浓度的变化而评估病灶的性质,该法在血管内对比剂的浓度一般可达数分钟。

第二节 对比剂:离子型还是非离子型好,价格差 10 倍!

去医院做 CT 检查时,有时需要进一步做造影增强扫描,以明确病变的性质。当怀疑您有泌尿系结石时需要做静脉肾盂造影,以明确阴性结石和受阻情况时,也同样需要做造影检查。

那么,对比剂有几十元的离子型对比剂和几百元的非离子型对比剂,其市售价格相差近 10 倍! 如何加以选择呢?

对比剂不良反应,不容忽视

对比剂的不良反应,是一个不容忽视的问题,轻者会引起不适,重者导致死亡。通常对比剂的不良反应可分为三度。

轻度反应:潮红、头昏、头痛、恶心、呕吐、轻度心悸、流泪、局部风疹块。这类患者大都不需要治疗。

中度反应:严重呕吐、全身风疹块、轻度支气管痉挛、轻度面部或喉头水肿、胸痛、腹痛,一般需要治疗。

重度反应:休克、惊厥、昏迷、重度喉头水肿或支气管痉挛,需及时抢救或住院治疗。

根据目前医学界比较一致的看法,具有高危因素的人群发生不良反应的机会是普通人群的 2~10 倍。因此识别高危因素尤其重要。

主要包括:对对比剂有过敏史的患者;对于其他药物、食物有过敏史的患者;有哮喘、肾功能障碍、心脏病、肺、支气管疾患、糖尿病、多发性骨髓瘤及脱水状态患者;婴儿及老人。其中以先前有碘过敏病史、冠心病及哮喘患者发生的不良反应较重。

非离子型对比剂,好在哪里?

由于检查需要,静脉注射对比剂的速度必须快,且对比剂在短期内就需达到较高的浓度,加之剂量大,又存在着个体差异,因而有极少数特异体质的患者可能发生轻重不同的过敏反应,严重的会发生过敏性休克,甚至突然死亡。

非离子型对比剂的优点在于,它在溶液中不分解成离子,不参与机体的代谢过程,具有水溶性和弥散力强的优点。而且它不带电荷,因此不干扰人体的电平衡,也不和钙离子发生作用,所以不影响血钙浓度,从而避免了由于钙浓度变化而引起的不良反应。

在溶液中,它的蛋白质结合率低,具有低渗透压、低化学毒性、低黏度和吸收快等优点,从而增强了组织对对比剂的耐受性,与离子型对比剂相比,发生严重不良反应的情况大大减少。

通常最常见的不良反应是热感和潮红,它虽然不是严重反应,却能引起患者的不适和烦躁不安,某些敏感者甚至不能配合医务人员检查,使检查半途而废。而非离子型造影能减少这种不良感觉,给患者和医务人员均带来方便。同时,在影像质量方面,非离子型对比剂可获得更高对比的影像。

选择,要根据情况

从以上分析可知,非离子型对比剂的优势是非常明显的。为此,一般推荐在高危人群中和有选择地在普通人群中使用非离子型对比剂。所以,如果您的亲朋好友具有高危因素而需要做造影检查,最好采用非离子型对比剂,以避免不必要的麻烦。

当然,这并不是说离子型对比剂不好。对于经济条件相对较差而没有高危因素的患者,一般来说离子型对比剂还是安全、可靠,不会发生过敏反应的。否则,就不可能应用于临床了。

另外,必须指出的是,即使是非离子型对比剂,仍有严重不良反应发生的可能,尽管采取了各种预防和抢救措施,发生意外也是在所难免的。

因此,无论选择哪种对比剂,在使用时都要密切观察,甚至还需要留观 15 分钟左右,及时发现不良反应并及时处理。造影后大量饮水可以有效地预防造影后不良反应的发生。

第三节　影像学检查:莫以贵贱论英雄

近年来,一些患者来医院看病时主动要求做这项检查或是那项检查,更有甚者一个小小的感冒居然要求做 CT 或是磁共振检查,诸如此类的现象屡见不鲜。那么医学影像究竟对患者有哪些作用呢?它们各有哪些利弊? 各自的禁忌证又是什么呢?

在现代医学的临床诊断中,除了询问病史,以及视诊、触诊、叩诊、听诊为基础的体检方法之外,还有实验室检查、病理组织学检查、影像学检查。医学影像学检查是依靠一种特殊的检查手段,借助不同的成像方法使人体各组织结构显像,从解剖、生理、病理的变化达到诊断的目的,因而从某种意义上讲它属于一种特殊的"视诊",只是方法不同罢了。

随着计算机的飞速发展,传统的放射科,或是 X 线科已发展成为当今的医学影像科。也许就是因为它发展太快,致使患者不知如何面对,加之其等候检查的时间长、费用高,更是让患者抱怨不已。

当今的医学影像学检查不外乎 X 线检查、DSA 检查与治疗、CT 检查、磁共振检查、超声检查、核医学检查等,这些在有的医院把它分为:放射科、介入放射科、CT 室、磁共振室、超声诊断科、核医学科;也有的单位则分成 3 个科,即医学影像科、超声诊断科、核医学科,也就是把放射科、介入放射科、CT 室、磁共振室融合成为医学影像科;还有的医院把介入放射科独立出来,成立以微创诊疗为中心的微创科室。然而,不管怎样分,这些统统都属于医学影像检查的范畴。那么,这里面究竟含有哪些内容呢? 下面就分类讲解。

X线特征

X线是德国物理学家伦琴在暗室内做研究时偶然发现的,由于当时不了解其特性,伦琴便把它称之为X线,科学界又称之为伦琴线。紧接着将其应用于医学,是因为它具有穿透性、荧光效应、摄影效应,加之人体组织有密度和厚度上的差异,当同一均质的X线穿过人体后,便形成能量不等的X线,即产生X线差异后,作用在X线胶片上,经过显影、定影,便在胶片上反映出黑白不均的密度影像,成了有关人体解剖结构的照片。然而,就在它给人们带来检查福音的同时,因其具有电离效应、生物效应,对人类具有一定的杀伤性,因此要适度地加以应用。

X线透视

传统地讲,X线检查就是透视和拍片。透视是将人体检查的部位放在X线管与荧光屏之间进行检查,有胸部透视、腹部透视以及透环,其优点是检查费用低,且方便、快捷,可根据需要进行多角度观察,并可对动态器官的活动进行观察。但由于其清晰度欠佳,较轻微及细致的结构或改变不易显示或观察到,尤其是较厚的部位或是较密实的部位;当密度与周围组织结构相差较小时,病灶易漏诊;且检查完毕不能留下任何可供医学诊治的充足永久的证据,不利于后来的复查与对照研究;加之X线辐射相对于拍片来讲剂量较大。因此,随着循证医学的开展透视已逐步淘汰。目前用的透视主要是为了动态观察,如心脏、大血管,以及病灶与肺部之间的关系;特别是在消化道检查中发挥重要作用,如上消化道钡餐检查和钡灌肠,观察胃肠道的蠕动情况;以及做介入血管造影时,医生观察所插导管、导丝的位置以及与周围组织结构的关系时需要透视。再有,就是医生在为患者取异物,甚至为患者骨折复位时,需要在X线透视下获得。对于女性的不孕不育往往也需要借助透视了解子宫、输卵管的情况。

X 线摄片

X 线摄影与透视的优缺点正好相反,其优点是:能使人体较厚、较薄的部位清晰地显示在 X 线照片上,而这种清晰度要比透视高得多,并可作为永久性记录,便于今后复查以及对比研究,以便了解病变的进展。患者所受的 X 线辐射剂量要小于透视、低于 CT 检查。缺点是检查的区域受胶片大小限制,且不能动态观察,检查费用高于透视,尤其是当今所用的数字 X 线摄影(DR);更主要的是 X 线摄影是把人体的三维立体结构显示在二维的照片上。因此,解剖结构的影像有所重叠,加之软组织相邻组织器官之间对 X 线吸收的差异较小,不易显示鲜明的对比。

所以,X 线摄影可以对从头到脚的骨骼进行检查,观察其有否骨折、炎症、结核、肿瘤等;也有个别的是为了观察儿童的生长发育情况进行骨龄的测量,还可以对未成年人脊柱侧弯进行明确诊断,对于小孩遗尿进行骶尾椎的拍摄,以及发现是否有先天性隐性脊柱裂,甚至还可以判断小孩还能长多高,是否适合当运动员等。这里面有四肢正侧位片、颈胸腰椎正侧位片、骶尾椎正侧位片等。由此可见,对于骨骼摄影来讲,大部分要进行正侧位的拍摄,但也有个别情况下,如需要避开某些组织结构时,还要在此基础上加拍斜位片,甚至还要对对侧相同肢体进行拍摄,以便对比,尤其是还没有完全发育成熟的婴幼儿、儿童更是如此。加之 X 线摄影检查缺乏动态观察,因此有时要间隔一段时间随访进行动态观察,甚至还需采取功能位进行拍摄,如颞颌关节的张闭口位,颈椎、腰椎的过伸、过屈位等。

不管怎样,以上这些检查均是因为骨骼能在一定程度上阻挡部分 X 线,从而在照片上形成密度差,也正因为有了这样的密度差,才会形成良好的对比,使我们能清晰地看清其解剖结构,有助于我们辨别异常的发生。同理,泌尿系的阳性结石就是利用这个原理,因此在怀疑有泌尿系结石时要进行腹部平片检查。随着计算机的进步,传统的胶片 X 线摄影也和我们日常生活中的数码相机一样进入数字时代,进而出现了计算机 X 线摄影,即 CR,数字 X 线摄影,即 DR。尽管名称变了,但其检查的内涵没变,如头颅正侧位 DR、四肢正侧位 DR、颈胸腰椎正侧位 DR、骨盆正位 DR 等,所不同的是多了一个后处理功能,可以人为地通过亮度、对比度的调节使摄影效果更佳,这在一定程度上避免了检查失误。

然而,人体的部分组织是由软组织构成的,能否在 X 线照片上看见呢? 这就要采用专用的医学影像设备——钼靶 X 线摄影对乳腺进行检查。至于其他部位的软组织要想看见、看清,就必须有对比才行。胸片就是利用自然对比的最佳佐证,它通过人们呼吸的气体衬托出肋骨、心脏和血管影,甚至把病变的地方也展示无疑。这里面有肋骨的骨折,肿瘤的破坏、转移,肺部的炎症、结核、肿瘤,心脏的畸形等,因此就要进行胸部正侧位片的拍摄,甚至是胸部斜位片的拍摄。还有利用自然对比的有:通过看气液平判断是否有肠梗阻,通过观察膈下的一弯“残月”,诊断您是否有肠穿孔,这就需要拍站立位腹部平片。

X 线造影

那么,没有自然对比怎么办? 这就要人为地给人体的相关部位注入与周围组织密度有一定差异的对比剂,高于软组织的为阳性对比剂,低于软组织的为阴性对比剂。就拿前面所说的泌尿系结石来讲,能正常显影的是阳性结石,而不能显影的结石称为阴性结石。对于阴性结石通常要通过注入对比剂加以识别,利用对比剂的充盈缺损间接判断其存在与否,这就要做静脉肾盂造影,一旦显影不清,有时还要进行逆行尿路造影。对胆囊也是一样,通过从静脉注射对比剂显示胆囊内有否结石及肿瘤等。对于女性,为了查找不孕不育的原因,看看是否因为其本身器质性病变或先天性原因所引起的,也得注射一定量的阳性对比剂,如碘化油使软组织子宫、输卵管得以间接显示,以观察其结构的大小等情况。

消化道钡餐检查

与以上原理相似的还有消化系统的检查,它是通过口服阴性对比剂,如产气粉和阳性对比剂,如医用硫酸钡剂,通过双重对比达到显影目的,如食道钡透,观察是否有鱼刺卡在食管上,看看是否有食道癌、食道静脉曲张等。继续往下看,还可以看到人们储留、消化食物的地方——胃,观察其形态、动力情况,判断是否存在溃疡、癌症等。此外,还可以继续往下观察十二指肠圈有否扩大,间接判断胰头癌的可能性。如果再往下看,尽管还能看到升结肠、横结肠、降结肠、乙状结肠、直肠,但检查效果欠佳。为此,就得从肛门向上灌注阴性对比剂,如气体和稀释的阳性对比剂,如医用硫酸钡剂,达到气钡双重造影检查下消化道的目的。此外,一些瘘管通过注射碘化油或泛影葡胺显示瘘管的开口与其周围组织结构的关系。

DSA 检查

数字减影血管造影术(digital subtraction angiography,DSA)它是将造影前后的两张照片相减,消除了非检查的结构,保留了血管影像,这样可去除骨骼影像以及其他无关结构影像的干扰,改善了血管结构的显示。DSA 的对比分辨力可达 0.2%,超出常规血管造影的10 倍,且做到实时成像。由此,诞生了一门新兴的学科——介入放射学,它是介于传统内科学和外科学之间的一门边缘学科,其特点是在医学影像技术的引导下,经过血管将导管、导丝插到接近拟诊断或治疗的病变处,再注入对比剂,显示病灶及其周围组织结构的情况,然后再通过导管把药物直接注入其中,达到治疗的目的,或者对血管狭窄处进行扩张并放入相应的支架。它具有集影像诊断与微创性治疗一体化,可重复性强、定位准确、疗效高、见效快,目前已由过去单一的 X 线介入发展成为超声介入、CT 介入、磁共振介入。DSA 随着计算机的进步还可以进行旋转式 DSA 检查,以立体地显示血管。甚至还可以观察到血管里面的情况,称之为 DSA 的透明技术或仿真内镜。

CT 检查

由于人体是三维结构,而在二维的照片上显示,免不了会使前后,或上下的组织结构重叠,不利于病灶的检出。自从有了 CT 以后,人体可以较好地在三维的基础上诊断疾病,更主要的是利用其较高的密度分辨力使病灶更能清晰地显示。CT 是通过计算机进行的断层检查,只要患者不动地、静卧于检查床上,即可顺利完成检查,且随访方便,有利于对比研究。其最大的特点是横断面成像,避免了组织结构间的相互重叠和干扰,且密度分辨力高,可直接显示 X 线照片无法显示的器官和病变,与同核素扫描、超声图像相比,CT 图像清楚,解剖关系明确,病变显影良好,因此病变的检出率和诊断的准确率较高。但其 X 线辐射要大于 X 线摄影,因此应该重视患者的 X 线防护,尤其应该重视孕妇与儿童的防护。所以,超声、磁共振检查的出现就这一点来讲具有一定的意义。

CT 检查和 X 线检查一样,可以从头到脚地进行观察,这就叫 CT 平扫,如头颅平扫、胸部平扫、腹部平扫、椎体平扫等。一旦发现较小的病灶,或是为了更好地看清其结构特征,还可进行薄层扫描。有时为了更好地进行疾病的诊断与鉴别诊断,同样要在血管内注入对比剂,这就是 CT 增强检查。如果还不能解决问题,就得在造影后延迟一段时间再进行扫描,观察结果有没有变化,这就叫延迟扫描。当对人体的一段或是一个部位进行进床式动态扫描时,其目的是为了发现病灶;而为了研究病灶的性质时,就得对同一层面进行动态扫描,这就叫灌注成像。目前,灌注成像已开展到脑梗死的灌注成像,肝、肾血流灌注以及肿瘤的诊断,心脏灌注有助于缺血性心肌病的早期诊断。为了能观察病灶与组织周围之间的结构关系,还要在薄层扫描及增强扫描之后,通过后处理进行三维重组,立体地显示病灶及其周围结构。甚至还可以看见肠内的情况,称为CT仿真内窥镜检查,以减少患者的痛苦。

磁共振检查

以上所述都是X线成像的种种方法,对人体多少均有杀伤性,因此对孕妇、少儿等要严格控制。而磁共振检查的原理却大相径庭,它不用电离辐射即可显示人体内部解剖结构,其密度分辨力比CT高,还可采用多轴位显示,甚至是任意轴位进行显像,是真正意义上的三维图像,且无骨骼的干扰。对于碘过敏者或躯体过大、过于肥胖者,CT和超声检查有困难时,可采用磁共振增强扫描,以提供诊断信息。但人体内存在金属弹片、体内金属置入物,如起搏器、人工关节和动脉瘤术后的金属夹等,因会受磁性的影响而产生移位,造成危害。其次,会产生伪影,影响图像质量,对正确诊断有影响,甚至有时还会产生一定的热量。另外,其检查费用高、检查时间相对较长也是一个不容忽视的问题。

磁共振检查可以更好地观察软组织结构,尤其是对颅脑、脊髓、心脏、大血管及肌肉软组织的分辨力较高,且可通过横断面、矢状面、冠状面,甚至是任意斜面对组织结构进行三维观察。可在活体上对病灶进行波谱分析,还可进行功能磁共振成像,观察病灶与脑神经之间的关系。不仅如此,还有磁共振弥散成像,多用于脑缺血、脑梗死,特别是急性脑梗死的早期诊断。此外,弥散成像还可以对有关的化学成分进行成像,即弥散波谱检查。目前,磁共振灌注成像主要用于脑梗死的早期诊断,心脏、肝脏和肾脏功能灌注及肿瘤良恶性鉴别诊断方面。和CT一样,也可以通过磁共振的仿真内窥镜检查,观察管腔内的情况。还可以通过磁共振水成像,进行胰胆管造影、尿路成像等。

超声检查

随着当代仪器设备的进步以及临床实践的积累,超声诊断正在逐步向全身各个系统扩展。目前,对心脏、腹部实质性脏器、盆腔器官以及对胎儿的观察已成为常规的影像学检查手段。超声诊断可用于妊娠的诊断,胎位、胎盘的定位,多胎、死胎、胎儿畸形以及葡萄胎的判定等,对于早、中、晚期妊娠的胎儿发育及胎盘、脐带等可用超声影像显示出来。在心脏方面,可观察先天性心脏病、心脏瓣膜病、心腔内肿瘤及血栓等循环系统疾病的检查。在腹部方面的应用有:肝脏、胆囊、胰腺、脾脏、肾脏方面的检查。盆腔的应用有:卵巢、子宫、膀胱。对乳腺、甲状腺检查也有一定的作用。

核医学检查

核医学检查通过各种示踪剂,观察相应器官的浓聚情况,可进行人体局部及全身的检查。还可以根据各类不同的设备进行相应的检查,如正电子发射计算机体层扫描,又叫 PET;单光子发射计算机断层扫描,即 SPECT。可以应用于几乎全身性的检查,如内分泌系统的甲状腺、肾上腺的检查;神经系统、心肌的灌注,消化系统、泌尿系统、骨骼、肺、血液及淋巴系统等方面的检查,对肿瘤有较高的敏感性。

介入诊疗

对中晚期癌症,如肺癌、肝癌、胃癌、肾癌等进行诊断与灌注化疗和栓塞治疗。对食管狭窄、胆道狭窄、输尿管狭窄可采用支架扩张。对冠状动脉及其他部位的血管狭窄或闭塞可通过介入放射学的成形术进行治疗。对脑动静脉畸形、颈动脉海绵窦瘘、动脉瘤、对鼻出血、咯血、胃食管静脉曲张出血可通过栓塞术进行治疗。此外,还可通过CT 对器质性病变进行活检和脓肿、血肿、囊肿等的穿刺与引流,都能起到引导和监视的作用。

复查及跟踪随访

综上所述,众多的医学影像学检查各具优势,有时需要综合应用、综合判断,不仅如此,常常还需要密切结合临床才能得出正确的诊断,从而可以帮助临床制订治疗方案,并对愈后进行评估。更为重要的是,它还可以对疗效进行评价,提出分期治疗的依据,甚至是随访观察,跟踪复查。

第四节　CT 成像特点

CT(computed tomography)又称计算机 X 线断层扫描,是利用英文两个大写字母的开头组合而成。CT 是通过计算机控制、X 线成像、电子机械技术与数学相结合的产物。CT 检查具有简便、安全、无创伤,并能获得高质量的图像,具有一定的临床诊断价值。当今,随着各种相关技术的快速发展,CT 的性能越来越好,功能越来越强大,临床应用范围越来越广,可供检查的项目或是种类越来越多,已成为临床上成熟的、必不可少的医学影像学检查手段之一。

CT 的发展应归功于计算机的进步,最早可追溯到 1971 年产生头颅 CT 机,当时光产生 1 幅图像就需要 20 分钟左右,后通过微处理器才降到了 4 分半钟。那时的 CT 只能用于普通平扫,对于注射对比剂的增强扫描,尤其是 CT 的血管造影简直就是天方夜谭。1974 年发明了全身 CT,致使 CT 的检查空间从头颅向全身各个脏器延伸。1983 年产生了滑环 CT,特别是 1985 年螺旋 CT 的出现,使扫描速度大幅度增加,使 CT 对各个脏器的多期增强扫描成为可能。到了 1998 年出现了多排探测器 CT,尤其是 2005 年以后出现了双源 CT 及 320 层螺旋 CT 之后,使 CT 的血管三维重组,特别是心脏冠状动脉的三维重组产生了划时代的进步。加之近些年来 CT 计算机软硬件的进步与发展,可以用 2008 年奥运会的口号概括 CT 的发展也不为过,那就是 CT 的发展朝着"更高、更快、更强以及绿色 CT 的方向发展",具体体现在:CT 的图像质量越来越高、检查扫描速度越来越快、计算机后处理功能越来越强大、单个层面的 CT 剂量越来越少。

CT 的临床应用

CT 最早应用于中枢神经系统的检查,由于 CT 图像分辨力高、定位准确,临床常把 CT 作为颅脑外伤和新生儿颅脑疾病的首选检查方式。不仅如此,CT 对颅内肿瘤、脑出血、脑梗死、颅内感染及寄生虫病、脑萎缩、脑积水等疾病具有较大的诊断价值。CT 的应用已替代了颅脑 X 线造影检查,但对于脑血管畸形的诊断,CT 则不如数字减影血管造影(DSA);对于颅底及后颅窝病变的显示则不如磁共振成像(MRI)。

随着螺旋 CT 的广泛应用,CT 检查已成为五官和颈部疾病的重要诊断手段。CT 检查骨关节系统,不仅可获得无重叠的断面图像,而且还可分辨组织内的细微结构,并可观察软组织的改变。对眼眶和眼球良恶性肿瘤、眼肌病变、乳突及内耳病变、耳的先天发育异常、鼻窦和鼻腔的炎症及肿瘤、鼻咽部肿瘤,尤其是鼻咽癌、喉部肿瘤、甲状腺肿瘤以及颈部肿块等有较好的定位、定量和定性能力,已成为常规的检查方法。

CT 可用于诊断气道、肺、纵隔、胸膜、膈肌、心脏、心包和主动脉疾病等。CT 对于支气管肺癌的早期诊断和显示肺癌的内部结构,观察肺门和纵隔有无淋巴结转移、淋巴结核,以及纵隔肿瘤的准确定位等较普通 X 线摄影具有显著的优越性;亦可较好地显示肺间质和实质性病变。CT 对于观察心包疾患、显示主动脉瘤和主动脉夹层的真假腔等亦有较大的优势,同时还可较好地显示冠状动脉和心瓣膜的钙化、大血管壁的钙化。

CT 还可用于肝、胆、胰、脾、肾、肾上腺、膀胱、子宫及附件、腹腔及腹膜后病变的诊断,对于明确占位病变的部位、大小以及与邻近组织结构的关系、淋巴结有无转移等具有重要的作用。对于炎症和外伤性病变亦能较好地显示。对于胃肠道病变,CT 可较好地显示肿瘤向胃肠腔外侵犯的情况,以及向邻近和远处转移的情况。但显示胃肠道腔内病变应以胃肠道钡剂检查为首选。

随着多排探测器 CT(MDCT)的应用,对比剂安全性的提高,CT 在胸腹部的应用进一步拓展。心脏、大血管以及外周血管的 CT 成像更符合临床诊断需要;肝脏多期扫描更有利于病灶的检出和定性;胃肠道仿真内窥镜成像技术的应用丰富了消化系统的检查方法。

CT 可用于脊柱退行性病变,如椎管狭窄、椎间盘病变、脊柱外伤和脊椎肿瘤的诊断,但显示脊髓病变不如磁共振成像检查敏感。对于骨关节病变,CT 可显示骨肿瘤的内部结构和肿瘤对软组织的侵犯范围,补充了普通 X 线摄影的不足。对于骨关节面骨皮质、皮质下改变、关节内积液、积气,CT 具有较高的敏感性。在判断半月板、骨软骨病变和早期骨坏死方面不如磁共振成像检查敏感。

此外,CT 还可引导穿刺活检和对疾病进行治疗,如肺部孤立小病灶的穿刺活检,椎间盘突出的消融术等。骨矿物质的含量和冠状动脉钙化的定量测定,有助于临床对骨质疏松症和冠心病的诊断。CT 的定形、定位测量,如 X 刀、γ 刀、氩氦刀术前以及放射治疗前的 CT 检查。疗效评估,如内、外科治疗以及介入治疗后的 CT 复查等。功能检查,如颅脑、甲状腺、肝脏以及胰腺的 CT 灌注成像。随着 CT 硬件和软件的不断开发,计算机处理图像的速度不断提高,CT 的临床应用范围将更广。

CT 成像的优势

CT 与常规 X 线体层摄影相比,CT 得到的横断面图像层厚准确、图像清晰、密度分辨力高、无层面以外结构的干扰,是真正的断面图像。另外,CT 扫描得到的横断面图像,还可通过计算机软件的处理重组,获得诊断所需的多平面图像,如冠状面、矢状面的断面图像,间接达到显示三维组织结构与病灶之间的关系。

CT 与其他影像学检查相比,其图像的密度分辨力仅低于磁共振图像,比常规 X 线摄影的密度分辨力高约 20 倍,可分辨出人体组织内微小的差别,扩大了影像诊断的视野。CT 图像的密度分辨力高,是因为成像的 X 线束到达探测器前,已被准直器严格准直,减少了因大量多余的 X 线所致的散射线,因而使图像的灰雾——"雾霾"减少;加之 CT 数据采集系统的灵敏度提高,数据在转换过程中的损失减小;CT 图像为数字影像,可通过调节窗宽、窗位即亮度、对比度满足各种观察的需求。CT 检查在一些部位具有独特的优势,例如 CT 对于肺部检查明显优于 MRI、超声以及常规 X 线摄影。

使用 CT 测量功能进行的 CT 引导下穿刺活检,其准确性优于普通透视下的定位穿刺。CT 横断图像通过计算机的后处理,对原始数据进行多方位重组,可获得的二维甚至三维的图像结构,如冠状位、矢状位图像,可为疾病的诊断提供多方位、多角度的观察,使病灶与周边组织结构之间的关系更加逼真地显示,为疾病的定位与定性诊断提供参考,为外科制定手术方案和选择手术路径及其方案的选择与制定、愈后的判断提供直观的影像学资料。

对病灶进行动态扫描,可观察病灶部位的血供和血流动力学变化,如动态扫描和灌注成像等,除了能分辨血管的解剖结构外,还能观察血管与病灶之间的关系。使用 CT 的定量分析功能,可知病灶部位增强前后的 CT 值变化情况,为疾病的定性诊断提供可靠的依据。

CT 的局限性

CT 的空间分辨力虽然仍未超过常规 X 线摄影,但 CT 通过前准直器减少过多的 X 线对人体的辐射及所产生的散射线,再通过后准直器减少散射线的产生,利用高千伏使更多的光子到达高灵敏度的探测器上,最后再利用其密度分辨力高的特点,利用窗宽、窗位进行亮度与对比度的调制,在很大程度上弥补了CT空间分辨力的不足。

CT检查虽然有以上较为广泛的适用性,但并非所有疾病都适合做CT检查,如胃肠道的炎症和溃疡等,CT检查很难发现病变,故还不能取代常规钡餐检查,更不如内窥镜检查。在血管研究方面,CT血管成像(CTA)的图像质量尽管有很大程度的改善,但仍不能超越数字减影血管造影(DSA)。多排探测器CT拓展了CT在心脏冠状动脉方面的检查空间,但心脏冠状动脉CT检查常受患者心率和屏气配合的限制,如患者心率超过90次/分或心律不齐,一般不适宜做CT冠状动脉成像检查。若患者不能较长时间屏气或屏气不配合,所做的心脏冠状动脉CT图像大多无诊断价值。CT检查在脊髓、神经系统方面也明显不如磁共振成像检查。CT检查以形态学诊断为主,功能性检查尚处于发展阶段,不能提供生化方面的资料,当体内的某些病理改变其X线吸收特性与周围正常组织接近时,或病理变化不大,对此CT也无能为力。在定位方面,CT对于体内小于1cm的病灶,常常容易造成漏诊。在定性方面,也常受病变的部位、大小、性质、病程的长短、患者的体形和配合检查等诸多因素的影响。

由于硬件结构上的限制,CT只能做横断面扫描,尽管机架能倾斜一定的角度,但基本上也只是倾斜的横断面,而依靠图像后处理方法产生的其他断面图像,如矢状面、冠状面重组的图像在质量上打了一定的折扣。随着多排探测器CT多期扫描的广泛应用,过多的X线对患者的辐射已引起人们的普遍关注,一些部位可首选无辐射的超声或磁共振成像检查解决。

第五节 "复眼"CT为您明察秋毫

如果把CT比做一个人,探测器就是人的眼睛,计算机则是人的大脑。眼睛把所看到的物体信号传给大脑,大脑经过分析处理,就得出了相应的图像。CT对人体扫描后,产生人体断面图像,这就像我们将黄瓜切片,每一片都可以告诉我们黄瓜内部相应部位的情况,而CT 图像反映的则是人体内的情况。当然,切得越薄,我们了解得也就越仔细、越清晰。

早期的 CT 只有一排探测器,当今的 CT 采用多排探测器,有 4排、8 排、16 排,甚至是 64 排、320 排平行排列的探测器,这就犹如将人类的单眼换成了蜻蜓的复眼。这种"复眼"CT——多排探测器 CT很快就被放射学家们所接受,且在世界范围内使用这类 CT 的数量几乎呈指数上升:1998 年安装了 10 台,1999 年中期就有 100 台了,而 2000 年末超过了 1000 台,在我国这种"复眼"CT 的引进至今还在呈上升势头。

为什么医学影像学家如此热衷于多排探测器 CT 呢? 这是因为这种"复眼"CT 代表着 CT 技术的突破,它不仅有最佳的三维显示,而且从过去的一个单纯的横断面技术转变成可以三维显示的图像,从而克服了脏器之间不能立体观察的弊端。

在性能上,多排探测器 CT 提供了大量的医学影像信息,还减少了扫描时间,显著增加了扫描范围。这不仅给原来的 CT 检查带来了很大的变革,而且逐步改写了 X 线诊断方法的适用范围。由于它具有极其迅速的数据采集能力、显示能力、处理能力,64 排探测器CT 可以在几乎所有的临床情况下,不必考虑扫描条件的限制而进行检查,从而使胸部的断层扫描的厚度可以达到 0.5mm、腹部的断层扫描的厚度可以达到 1mm 以下。

如果按脏器划分来看,最能从 64 排探测器 CT 应用中受惠的恐怕可以说是心脏扫描了,原来的 CT 用 1mm 或 0.5mm 的层厚进行扫描时,无法把整个心脏包括在扫描范围内。所以往往被迫采用 2mm的层厚进行扫描,以至于使冠状动脉的显示困难。而用 64 排探测器CT,即使用 0.5mm 层厚也可以覆盖全部心脏范围,且只需一次扫描就可得到整个冠状动脉的高分辨力图像,而且还可以实现心脏功能成像的检查。

　　大家都知道，冠状动脉疾患是严重危害人类身心健康并危及生命的疾病之一，其发病率呈逐渐上升趋势。迄今为止，冠心病诊断的金标准仍为选择性冠状动脉造影，而它是一种有创性的检查，具有发生潜在严重病变的危险，如心律不齐、心肌梗死、冠状动脉离断，甚至死亡。还有选择性冠状动脉造影检查费用昂贵，患者精神上难以接受。虽然许多研究者应用磁共振及电子束CT进行冠状动脉成像的研究取得了一些成果，但两者均有一定的局限性。

　　多排探测器CT的出现可用于冠状动脉疾病无创性筛查，为冠状动脉搭桥进行术前定位，明确病变部位、程度，观察其与周围结构的关系，为搭桥血管选择最佳位置及路源，减少手术的创伤等。还可为冠状动脉搭桥术后进行复查，以明确病变进展、血管通畅情况等，是一种无创伤性、安全、费用低、易被患者接受的检查方法。

　　多排探测器CT具备强大的扫描能力，可用1mm层厚实现从肺尖部到骨盆的一次屏气扫描，从而能实现所谓的全身扫描。这就打破了传统的图像诊断按脏器检查这一概念，特别适合于提前判明多脏器存在疾患的病例；老年、危急重症患者，原发灶和转移灶都必须检查的恶性肿瘤病例；交通事故造成的全身性外伤等的急救病例。

　　在上述这些例子中，首诊时由于对多脏器同时进行扫描，省去了其他X线检查，因此可以降低检查成本，提高诊疗速度，减少漏诊，降低患者的危险和辐射剂量。从医疗费用来看，也可以说是最佳的X线检查。这种"复眼"CT的全身扫描能力，可以认为是X线检查中的"一站式购物"，从而避免了来回穿梭于不同的检查科室而耽误宝贵的时间。

　　更为可贵的是，这种"复眼"CT还可以进行低剂量和超低剂量检查，成像效果依然很好。例如在80~90千伏下肺血管的CT血管成像效果很好，只需1mSv的有效剂量，超低剂量应用可降至0.4mSv以下，而此剂量相当于采用普通屏-片系统胸部正位片和侧位片之和。

第六节 双源 CT——两个大脑为您辨别真伪

目前,单个 X 线球管及单探测器 CT 的时间分辨力未能突破 100 毫秒,加之采用多扇区采集,因不同心脏周期数据整合错位和扫描时间与剂量成倍增加的原因,对于心率过快、心律不齐的患者,心脏成像仍无法获得满意的图像质量。因而只有心率较低,并且心律平稳的患者才适合做心脏的 CT 检查,对于高心率患者则需要利用药物降低心率。

双源 CT 的特点

双源 CT 改变了常规 CT 所使用的 1 个 X 线球管和 1 套探测器 CT 的成像系统,它是通过 2 套 X 线球管和 2 套探测器采集 CT 图像数据,其间在 X-Y 平面上间隔 90°。也就是说,通过 CT 机架旋转 90° 即可获得 180° 数据,使单扇区采集的时间分辨力达到 83 毫秒。两个 X 线源的总能量达 160kW,即使在最快的扫描和进床速度下,也能确保极佳的图像质量。

双源 CT 具备 78 厘米孔径和 200 厘米的扫描范围,使移床速度高达 87mm/s 条件下仍可获得小于 0.4mm 的三维各向同性分辨力,不受患者体形和体重的影响,而单源 CT 扫描的范围在此情况下将受到一定的限制。双源 CT 采用双能量扫描时两个球管的管电压分别为 80kV 和 140kV,低千伏球管的管电流为高千伏 X 线球管管电流的 3 倍,以保证其输出的射线有足够的能量,2 个 X 线球管能同时、同层进行扫描,所获得的低能和高能数据不存在位置和时间上的偏差,极大地拓展了双能 CT 的应用。

双源 CT 是在成熟的 64 排探测器 CT 技术的基础之上发展而来的,加装 2 个零兆金属球管与 2 套探测器系统,实现电磁直接驱动,并采用先进的静音技术,特殊的散射线校正技术。当然,双源 CT

（DSCT）并不总是或同时使用 2 个射线源，常规检查或非心脏冠状动脉检查时使用一个射线源，与原有的 64 排探测器 CT 的作用相似。

双源 CT 的应用

正因如此，心脏成像的图像质量不易受患者的心率过快、不规则以及屏气困难的影响，实现了相对可靠的心脏图像采集，在一定情况下可大幅度地减少因心率条件所需要的 β- 受体阻断剂，无创心脏 CT 成像可以和其他体部 CT 检查一样将成为 CT 应用的常规。有望替代有创的 DSA 对心血管疾病进行筛查性诊断与术后随访，大大提高了医学影像对心血管疾病诊断的效率与信心，扩大了 CT 的临床适应证。

双源 CT 技术能够通过一次最快扫描完成大量的急诊患者的检查，当临床需要进行全身检查时，如有复合性外伤或需要全身血管检查的患者，大功率、高扫描速度以及高时间分辨力的结合，使临床医生能够及时获得迫切需要的危、急、重症患者的影像学资料，实现一站式的急症诊疗。

在头颈部，以往的 CT 血管成像由于颈部颅底部骨性结构复杂，难以清晰地显示颈部与颅底部血管结构。双源 CT 先进的图像重建技术允许亚毫米神经血管 CT 检查，0.33 秒的旋转时间允许大范围纯动脉期成像，从而无创性评估颅内血管与颈部 CT 血管成像的数据，全自动减影算法，将血管与骨骼相分离。

这种分离是通过双能量采集，即 2 个 X 线源以不同的能量设置来工作，在一次扫描中，生成包含同一解剖结构的、不同的能量数据信息，通过一次扫描直接分别获得骨骼或血管的图像，从而达到解剖结构的分离。另外，它还可进一步区别组织类型和描述病变特征，包括心血管 CT 扫描发现的粥样斑块和肿瘤检查中发现的肿块，使双能量减影超越常规视野。研究发现，双源 CT 采用双能量技术可以有效地去除脊柱、肋骨、牙齿和颅骨，同时也可以去除明显钙化的影响。

在胶原分子的侧链中有密实的羟（基）赖氨酸和羟脯氨酸，因此在平扫时可以显示主要由胶原构成的结构,如韧带和软骨,可以评价外伤患者韧带、肌腱的连续性以及软骨的完整性。此外,还可以用评价组织血流灌注等,使 CT 检查首次进入分子影像学领域。

双源 CT 剂量的安全性

尽管双源 CT 系统使用了 2 套 X 线球管系统和 2 套探测器,但其在心脏 CT 扫描中的放射剂量却只有常规 CT 的 50%。也就是说,50% 剂量得到 100% 的心脏细节。这是由于其具备很高的时间分辨力,能够在一次心跳过程中采集心脏图像,从而使利用多扇区重建的大剂量扫描方法成为过去。为了最大限度地降低扫描剂量,可根据心率的快慢自动选择最快的扫描速度。另外,双源 CT 采用了依据心电图的适应性剂量控制,最大限度地降低了心脏快速运动阶段的放射剂量。

总之,双源 CT 的应用,将能挖掘出更丰富、更细微、更本质的疾病信息,其结果是有利于更多疾病的早期发现、早期诊断与早期治疗,从而增加疗效、改善预后、提高生活质量。

第七节　CT 新技术为心脑血管疾病精准诊断

大家知道,心脑血管疾病是我国发病率和死亡率最高的疾病之一,年死亡人数高达 331 万,高风险人群高达 2.7 亿。早期诊断、早期治疗是改善预后的关键。而医学影像在心脑血管疾病的诊断中起着重要作用,以往诊断依赖常规血管造影,但属于有创性检查,操作相关死亡率在 0.1%,并发症发生率在 3.6%;且仅能显示血管管腔改变;患者多须住院治疗,费用昂贵。

什么是 CTA？

CTA 为 CT 的血管成像,是一种无创性检查技术,早期由于 CT

时间和空间分辨力有限,加之心脏搏动及血流动力学等不同活动特点致使成像困难,且辐射剂量大。随着多排探测器,特别是双源CT的出现及其应用研究,CTA相对于常规血管造影节省了约2/3的医疗费用;将CT冠状动脉成像的辐射剂量从最初的15.4mSv降至0.94mSv;并开发出多种一站式CT检查技术,将以往需多次或多种检查技术才能提供的信息通过一次检查完成,如冠心病和肺栓塞的一站式检查,构建了心脑血管疾病早期、精准、安全、便捷、无创性技术诊断平台。

CTA 构建了 CT 冠状动脉成像的规范体系

CT冠状动脉成像(CTCA)最大的挑战是心率过快、不规则节律引起图像运动模糊伪影的产生。现在可通过应用期相优选及心电编辑等多种技术,使CTCA诊断冠状动脉狭窄的阴性预测值达99%;评估冠状动脉管腔狭窄程度的准确性达97.2%。对于房颤造成心室率不齐,以往被认为是CTCA检查的禁忌证。现在可通过改进容积数据采集技术、多扇区重建和心电编辑技术,使房颤患者的CTCA评价血管节段比率达96.8%;与常规冠状动脉造影相比,诊断≥50%冠状动脉狭窄的敏感性、特异性、阳性预测值和阴性预测值都有大幅度提升。不仅如此,房颤患者前瞻性心电门控联合低管电压CTCA技术,在获得优良图像质量的同时,将辐射剂量大幅度下降,平均降低7.66mSv;房颤患者CTCA的成功检查标志着CTCA在冠状动脉病变诊断方面可替代常规血管造影,实现了CT问世40多年来最主要的目标,为冠心病筛查及早期诊断提供了便捷无创的技术支撑。

不仅如此,CTA还能可靠显示冠状动脉起源异常,从而找出年轻人猝死的主要原因之一——先天性冠状动脉异常。同时,冠状动脉粥样硬化斑块破裂是导致急性冠状动脉综合征和心肌梗死的主要原因,血管内超声被认为是斑块成分分析的主要技术,但为有创性检查,风险高且费用昂贵。采用半定量CT斑块分析技术和血管内超声对照,证实 CT 能定性并量化冠状动脉斑块,其敏感性、特异性、阳性和阴性预测值也有大幅度提高,并为 CT 评估冠状动脉斑块的易损性奠定了基础。

双能量 CT 技术

与常规血管造影相比,双能量 CT 具有同时提供解剖与功能信息的优势,提高小病变检出的敏感性,实现心脑血管疾病的精准诊断。

采用双能量 CT 心肌灌注成像、腺苷负荷 CT 灌注成像和延迟成像能同时提供良好的冠状动脉图像和准确的心肌灌注信息,使 CT 成为冠心病一站式检查技术,对冠状动脉狭窄及心肌灌注的评估,对冠心病治疗方法的选择和预后判断有着重要作用。研究表明双能量 CT 检出外周性肺栓塞的敏感性为 89%,高于常规 CTA、核素平面肺灌注显像及 MR 血管成像。优化双能量 CT 肺灌注成像对比剂注射方案,使双能量 CT 检测肺栓塞的敏感性在保持特异性不变的前提下得到提升。

常规 CTA 因颅底骨重叠在颈内动脉颅内段动脉瘤的诊断方面受到限制,对于小动脉瘤的检测准确性一直是最大的难题,导致国际上对于 CTA 在颅内动脉瘤诊断价值的巨大争议。而采用双能量 CTA 诊断颅内动脉瘤与常规血管造影相比有同样的敏感性和特异性;并纳入美国心脏学会和美国卒中学会联合推出的《动脉瘤性蛛网膜下腔出血临床处理指南》,称"双能量 CTA 作为一种新技术在检测颅内动脉瘤方面较数字减影的 CTA 辐射剂量低但有足够诊断的图像质量,且与三维(而非二维 DSA)DSA 相比有很高的诊断准确性。"而数字减影 CTA 与常规血管造影相比,其诊断颅内动脉瘤的敏感性为 97.8%,尤其是将小于 3mm 的小动脉瘤检出敏感性从以前文献报道的 61% 提高到 91%,充分证实了 CTA 是颅内动脉瘤可靠的首选检查方法,对开发颅脑血管 CT 技术并规范使用起到引领作用。

不仅如此,双能量 CT 系列新技术,还可应用于腹部,如肝脏的

CT 虚拟平扫和胃肠道出血、肝肿瘤、胰腺癌等双能量 CT 技术,节省了检查时间 1/3~1/2、提高病变显示率、降低辐射剂量约 33%。通过双能量 CT 可鉴别离体尿酸结石化学成分,准确率达 100%。单能谱 CT 技术在骨骼疾病的应用,减少了金属植入物所致 CT 图像伪影的产生,改善了骨病变细节的显示。

辐射剂量大幅度降低,提高了 CT 检查的安全性

电离辐射对人体的潜在风险主要在于增加癌症发生的概率。据统计,1 次常规回顾性心电门控 CTCA 的辐射剂量平均约 15.4mSv。身体每接受 1mSv 辐射剂量,将增加 0.0165 的致癌几率。因此,降低 CTCA 辐射剂量是亟须解决的重大问题,但在临床应用中降低辐射剂量的前提是保证足够诊断图像的质量和诊断的准确性。

通过采用自适应前瞻性心电门控、低管电压、迭代重建算法、大螺距等,在不降低图像质量的前提下,将 CTCA 一次检查辐射剂量降低了 15 倍。进一步与常规冠状动脉造影对照,明确了低剂量 CTCA 技术在显著降低辐射剂量的同时,保证了较高的诊断准确性。

为此,倡导 CTCA 检查的个性化扫描理念,可根据患者体质量指数 (BMI) 给予不同的管电压与管电流扫描的个性化扫描方案,对 $BMI>25kg/m^2$、$BMI \leqslant 25kg/m^2$ 患者及儿童分别采用不同的管电压,使 BMI 正常范围患者及儿童辐射剂量降低约 50%,同时保持了诊断所需的图像质量。此研究结果纳入《2010 年亚洲心血管影像学会心脏 CT 适应证标准》和我国《心脏冠状动脉多排 CT 临床应用专家共识》。

第八节　数字减影血管造影(DSA)成像特点

DSA 的产生及发展

为了研究血管系统的状态,通常在血管内注入对比剂,然后进行

X 线照相,得到血管造影图像。但图像中的血管影像会与其他各种组织结构的影像重叠在一起,不利于医生阅读。为此,数字减影血管造影(DSA)应运而生,它是 20 世纪 80 年代继 CT 产生之后的又一项新的医学成像技术,是计算机与传统 X 线血管造影相结合的产物。DSA 作为一种专门显示血管的技术包含了两部分的内涵,一是数字化;二是减影。首先将模拟信号转换为数字信号,以提供给计算机处理。其次,在造影前和造影后对同一部位各照一张相,然后将这两张图像相应部分的灰度相减。理论上,如果两帧图像的拍摄条件完全相同,则处理后的图像只剩下造影的血管,其余组织结构的影像将被全部消除。

随着介入放射学的发展,DSA 技术构成介入放射学的重要组成部分,是血管性造影和血管性介入治疗不可缺少的工具。DSA 技术随着人们对它认识的不断深化,造影方法的不断改进,应用领域的不断扩大,机器性能的不断改善,功能的不断增加,特别是与介入放射学的结合,它的优势愈来愈明显。这种技术不仅为疾病诊断服务,而且为疾病治疗提供了先进的手段,是一种微创的手术,与内科、外科并列为第三大治疗学科,使介入放射学成为临床治疗学科。由于其他影像设备的改进和发展,在血管成像方面与 DSA 具有互补性,在某些部位还有一定的竞争力,如 CT 血管成像(CTA)、MR 血管成像(MRA)及其重组,可显示全身的血管。CTA 和 MRA 较 DSA 检查来说基本无创伤,但是 CTA 与 MRA 有一个层面重组成像的问题,DSA 在血管成像方面实属金标准。

随着电视技术、影像增强技术、数字技术、光电子技术、微电子、计算机技术、图像处理技术等的发展,数字减影血管造影技术已从过去单一 C 臂机,发展到步进 DSA、双 C 臂同时立体减影、旋转式 DSA 的出现,以及平板式 DSA 等,为介入放射学的发展作出了巨大贡献。目前,DSA 正向高度一体化、系统化、程序化、自动化、数字化、网络化、遥控化、简便化的方向发展。图像存储容量大,实时处理快,像质高,操作简便,图像数字式久储不变,X线剂量减少,对患者损害减轻,能对病变做定量分析,多方位采集立体成像,高分辨力数字记录、显示、储存系统,整个DSA成像链的相关部件的性能、参数,自动进行数字闭环式的优化调节,以致选择一个较理想的成像方案。

DSA的评价

随着DSA设备性能的改进、介入放射学的发展,DSA的动脉法,特别是选择性和超选择性DSA动脉的开展,已广泛地应用于全身各部位的血管造影,以及全身各部位经血管性的介入治疗,完全替代了传统的各部位血管造影。DSA与传统的血管造影相比:①图像密度分辨力高,可显示出密度差值为1%的影像。②DSA的血管路径图功能,能作插管的向导,减少手术中的透视次数和检查时间。③图像系列的摄制、储存、处理和传递都采用数字形式,便于图像的各种处理、光盘储存、图像远程传输与会诊。④能消除造影血管以外的结构,图像清晰且分辨力高。⑤能作动态研究,如:确定心脏功能参数(射血分数、体积变化等),研究对比剂在血管内的流动情况,从而确定器官的相对流量、灌注时间和血管限流等。⑥具有多种后处理功能,对图像进行各种处理、测量和计算,有效地增强诊断信息。⑦造影图像能长期存盘、反复观察,且无信息损失。⑧DSA对微量碘信息敏感性高,对比剂用量少、浓度低,而图像质量高。⑨心脏冠状动脉DSA成像速度快、时间分辨力高、单位时间内可获得较多的画面。

DSA的缺陷在于:①检查中有赖于患者的配合,容易出现运动性伪影。②DSA对患者有一定的创伤。③DSA视野小,较长的部位需要多次系列曝光才能完成。④对冠状动脉、脑动脉及二维平面上相互重叠的动脉,需要多方位的曝光系列才能显示该血管全貌。⑤放射辐射剂量大。

但是,图像空间分辨力低,噪声大,通过增加像素量、扩大矩阵等处理来解决;视野小,一个部位需要多次曝光,通过改进影像增强器的输入野,采用遥控对比剂跟踪技术,步进式的曝光摄影来解决;运动部位成像及运动性伪影的产生,可通过改进高压发生器,使用超短脉冲快速曝光加以改善;大剂量的X线辐射,采用数字技术脉冲方波曝光,X线剂量接近减少一半;成像部位的血管重叠,可采用旋转式血管造影,可获得多角度、非重叠的立体影像;步进式数字减影血管造影,一次注药观察全程血管,缩小检查时间、减少对比剂用量、降低放射剂量;对比剂示踪技术可使采集图像随对比剂的流动方向和速度进行;心电触发脉冲式和超脉冲式DSA,对运动部位清晰成像有独到之处。

两个同心的、多方向的C臂组成的双向构型、安有微机处理机管理,并有机械安全开关避免碰撞。快速调整和设置复合角度,以数字显示于屏上,侧臂可快速止动并置于检查区域旁,两支撑臂活动范围大。C臂位置程序化,可轻易调出。自动定位和自动记忆投射角度,按一下操作键即可完成双向投射位,两臂由电动驱动,计算机控制,常规检查的角度,编成号码序,需要时仅按一下操作键即可,也可以将现在定位的位置加以记忆,以便下次投射角度重现和迅速定位。自动寻找解剖部位的投射角,以便得到最佳视野。自动还原,按一个操作键,即可全部复位,两臂在复合角度投射后,使其复位只按一键即可到机臂的原始状态。采用全电动3轴旋转功能,进行复合斜位的定位,使增强器更易接近患者,自由调C臂的旋转速度。

DSA 检查前患者的准备

为防止患者将灰尘带进DSA机房,不污染手术空间,以及防止术后不便于洗澡等,患者在DSA检查前应沐浴、更衣,进行检查前换鞋。去除各类异物,以防伪影的产生。消除紧张情绪,在进行胸、腹部DSA检查前,患者应配合医生做好相应的呼吸屏气,以减少由于呼吸产生的移动伪影,确保检查的准确性。患者应在检查前4小时禁食,谨防对比剂发生不良反应造成呕吐物窒息。

第九节　CTA 与 DSA 的区别

一天有位老奶奶匆匆地闯进我的工作室："对不起,打扰一下,向您请教个问题,我知道你很忙,耽误您宝贵的时间了。"

"老奶奶,您坐下说。"我立即起立,给老奶奶搬了张椅子。

"谢谢! 谢谢! 您真客气。"老奶奶高兴地笑道。

"不着急,您慢慢讲,只要我知道的都会直截了当地告诉您。"

"我有冠心病,医生让我做双源 CT,叫做什么 CTA,可有的医生却让我做 DSA,说是血管造影,你跟我讲讲这 CTA 与 DSA 是咋回事？"

"CTA 是 CT 血管造影,是通过静脉注射对比剂,通常是从肘静脉,就是肘窝这里。"我比划着给她看。"然后通过 CT 对相应部位进行扫描,因为 CT 主要是横断位扫描,也就是您躺在床上进行垂直于人体长轴的扫描,就如同您平时在家做菜切黄瓜一样,一片一片地切,CT 是一层一层地扫描,待扫描完成后通过图像软件后处理技术再把这一层一层的图像串在一起,并去除血管以外的其他一些干扰的组织和结构,比如骨骼等,保留血管的影像,这样 CTA,也就是 CT 的血管成像就大功告成了。"

"噢,就如同又把黄瓜再串起来。"老奶奶说道。

"对对,就这个意思。"我高兴地继续给老奶奶讲解着。

"CTA 的优点创伤小、风险不大,主要是 X 线辐射,以及对比剂的不良反应,检查速度快。但也有它的缺点,比如在血管重组过程中会产生伪像。当然,现在采用双源 CT,也就是 2 套 X 线球管、2 套探测器相互之间交叉成 90°。这样一来,机器只要旋转半圈就相当于旋转了一整圈,提高了检查速度。这样一来大大降低了血管搏动,或心脏搏动所产生的移动模糊伪影,这就如同您平时照像,在拍摄的过程中,人一动拍的照片就模糊了,是同一个道理。"

"是的,是的。"老奶奶应着。

"再加上双源 CT 可以采用更薄层面的扫描,这就如同您切黄瓜,您切得越薄,看到黄瓜里面的细节就越多、越真实,CT 也是这个道理。因此,当今 CTA 的诊断效果可以与 DSA,也就是您刚才所说的数字减影血管造影相比美。但是 CTA 最大的缺点是只能诊断不能治疗,也就是一旦发现问题,没有办法加以解决。"

"那 DSA 呢?"老奶奶有点急了。

"DSA 是数字减影血管造影 3 个英文的第一个字母,它是通过股动脉,也就是从大腿上经动脉插管,顺着血管走,一直达到所需要造影的检查部位,打上对比剂,进行前后 2 幅图像相减,淡化血管以外的一些背影组织结构,突出显示血管影像,它是目前进行血管诊断的金标准,也就是最好的方法。"

"要从大腿插管一直到心脏啊,那可受不了。"老奶奶似乎被吓住了。

"DSA 与 CTA 相比有一定的风险,但 DSA 相对于手术来讲又是低风险、微创的,这就看您站在什么角度来看待这个问题了。DSA 最大的好处是,它不但可以进行诊断,一旦发现问题,还可以进行治疗。因此,DSA 是诊断与治疗相结合,克服了 CTA 仅能诊断不能治疗的缺憾。"

"那么,我做 DSA,这样一步到位,又省钱。"老奶奶总是打断我的话。

"那么,这两种检查如何选择呢? 通常作为一种筛查,可以先考虑做 CTA 检查。因为它的风险远比 DSA 要小嘛,如果检查结果没有问题,或是如果有问题,但仅需要采用保守治疗,比如吃药、静脉点滴等。但是,如果症状比较明显,结合其他的一些化验检查,确诊无疑,特别是必须采取积极治疗的就可以直接上 DSA,而不需要做 CTA。"

"如果在做完 DSA 后,过一段时间有什么不舒服,或感觉胸闷不对劲时,您就可以考虑用 CTA 进行复查,不在万不得已不要轻易进行 DSA 复查。"

"噢,是这样的。"老奶奶答道。

我给老奶奶递上名片:"平时您可以叫您的小孩上我的《医学影像健康网》(www.mih365.com),上面有患者咨询我的相关问题,我都把这些回答全部写成了医学科普文章供大家分享。"

"我儿子会上网,整天都在网上泡着。"老奶奶掏出眼镜看了又看,"这是你办的网站吗?"

"是的,您老多提宝贵意见。"

"哪里哪里,言重了,我什么都不懂。"老奶奶说道。

"正因为您不懂,如果您看懂了,就说明我表达清楚了,否则就是我没写好。"

"不好意思,打扰您这么长时间,该走了,谢谢! 谢谢! "老奶奶起身告辞。

我赶忙起身,"哪里哪里,我应该感谢您老,今晚回去我就把您问的这篇文章写好放在网上。"

"您真辛苦,白天这么忙,晚上还要回答患者的问题,做医生真不容易。"

"有像您老这样体谅我们医生的,真荣幸。"

"耽误你这么长时间,你忙你忙,谢谢哦! "

"老奶奶,您慢慢走,多多保重。"

第十节　磁共振(MR)是如何成像的

磁共振对于普通患者来讲相当神秘,特别是磁共振成像是否存在核辐射是大家最关心的,下面就解释一下磁共振的成像原理。

世上任何物质都是由分子构成的,而分子又是由原子构成的,原子又是由原子核与电子构成的,这些都是中学知识。而原子核又是由质子和中子组成的,科学家经过研究发现,质子数与中子数不成对时,也就是质子数与中子数处于 1 个奇数、1 个偶数时,或者说是 1 个偶数、1 个奇数时,它才会发生自旋;而当它们都是奇数时,它有可能发生自旋,也有可能不发生自旋;当它们都是偶数时,它们根本就不会发生自旋。而磁共振就是利用受检物体能够发生自旋的这一特性来进行成像的,它是成像的基础,如同老母鸡孵小鸡时所采用的鸡蛋是受精卵一样,这是内在因素。

通常上述的这种自旋是散乱、没有章法的随机运动,这就如同学生在下课期间的自由活动。当把这种物质放入静磁场时,这种物质在自旋的同时还会绕着静磁场,也可称其为主磁场进行旋转,就像地球在自旋的过程中还绕着太阳旋转一样,或是陀螺在自旋的同时围绕纵轴在转。但无论其如何旋转,其总的来说,在宏观方向上保持着两个方向上的运动,一种是顺着主磁场的方向作自旋运动,另一种是逆着主磁场的方向进行自旋运动。这两种方向总的数量差异为十万分之七,这种极具微弱的数据对于我们日常生活来讲完全可以忽略不计了。然而,科学家正时利用这十万分之七大做文章。

科学家研究发现,上述顺着主磁场方向的数量要比逆主磁场方向的数量多十万分之七,您别看其微乎其微,但作为占人体重量 65% 的含水量,其氢质子却是相当的富裕。然后利用一种叫做射频脉冲对这种物质进行不停的激发,使物质在旋转的过程中逐步偏离主磁场的角度越来越大,当这种能量累积达到物质内在频率时,就会使其颠覆或是崩溃,我们把这种发生的现象叫做共振。这种射频脉冲的波长通常在 1 米左右,不像 X 线或 CT 在 1 纳米左右的高能电磁波,为 X 线或 CT 的 $1/10^{10}$,所以不足以打断人体的 C—H 键,因而对人体没有辐射损伤。当发生共振后,停止射频脉冲的激发时,这时物质将逐步恢复到原始状态,使原本偏离主磁场方向而扩大的角度又逐步变小,逐步回归到原来的状态,我们把恢复到原始状态的这个过程叫做弛豫过程。弛豫过程需要一段时间才能恢复,如同橡皮筋或弹簧拉直后一下松手,橡皮筋或弹簧将恢复到原来状态的过程,它是一种放松、休息的过程。我们就专门测量这种物质恢复到原始状态所需要的时间，以此找出各种组织结构及病灶之间的差异，判断良恶性的程度。

然而，这种恢复到原始状态所需要的时间很难测定，好比一只小船在河里航行时无法测出其究竟能装载多少货物，但把这只小船装满水后，使小船达到刻度线或是吃水线后，再将小船里的水抽出，通过测量水的重量就可知道小船的载重。磁共振就得把恢复到原来状态的时间测量分解成在纵坐标与横坐标方向上的弛豫时间，这样就大大方便了时间的测量。

通常我们把在纵坐标上恢复到原来状态 63% 所需的时间人为地定为 T_1 值，而把在横坐标方向上恢复到原来状态 37% 所需的时间人为地定为 T_2 值。在通常情况下，T_1 值要远比 T_2 值长，这有点像滑雪，或是滑水、滑滑梯之类的，T_1 值就如同人们爬上顶峰一样所需时间较长，往往需数百毫秒；而 T_2 值就如同滑下来的感觉一样，所需要的时间较短，往往只需要数十毫秒。也正是由于所测这两类时间存在着差异，以便于我们把各类组织结构甚至病灶给区别开来。比如所含脂肪较多的物质其测得的时间较短，而富含水的物质所测得的时间较长，为了能很好地拉开各类物质的恢复时间，使其能在最大程度上区分时间上的差异，就必须对物质不停地激发，使物质不停地受激、不停地恢复，目的就是想通过各组织结构及病灶在时间恢复上的差异，形成对比强烈的图像，我们把这组激发的方式、方法称为脉冲序列，有了它能更好地拉开各组织结构之间的时间，以便于在下一步形成的图像上能更好地识别各类组织结构及病灶的信号特点。

可能有人会问，这种所测量的时间怎么会与图像信号有关呢？这个问题提得好。科学家利用接收线圈将这个随着时间波动的电压记录下来，即磁共振信号，它属于一种电磁波，是微伏级，具有一定的相位、频率和强度。再利用接收线圈加以探测，根据这个信号的相位、频率和强度的特征，结合它出现的时间先后次序，可以通过计算机空间定位处理和信号强度的数字化计算与表达,在磁共振图像上反映出不同组织结构及病灶特点的明暗强度。

而计算机的空间定位处理是通过引入梯度磁场进行空间编码与选层定位的,且在相互之间垂直的 3 个方向上均有梯度磁场,以达到立体三维选层、相位及频率编码与定位,且不需要患者移动即可进行,这一点与 CT 成像检查不同。当选定层面梯度的中心频率就达到您所需选定层面的目的,当您选定梯度射频带宽时就决定了层面的厚度。最后再利用傅里叶变换将时间强度函数转换成频率强度函数,经模数转换器将这些信号转变成电脑能够识别的 0 或 1 的数字在电脑内进行处理,再经过数模转换器使图像在显示屏上显示或直接通过激光打印机把图像打印出来,这就是您所见的磁共振图像。

用学术语言表达就是:磁共振成像(MRI)是利用射频(RF)电磁波对置于磁场中的含有自旋不为零的原子核的物质进行激发,产生核磁共振(NMR),用感应线圈采集磁共振信号,按一定数学方法进行处理而建立的一种数字图像。

第十一节 磁共振成像(MRI)特点

临床应用

尽管磁共振成像(MRI)被广泛应用于临床的历史不长,但由于它能多方位多参数的成像(轴位、矢状位、冠状位及斜面),已经显示出它的强大优势,在显示颅底及后颅凹底疾病上 MRI 明显优于 X 线、CT 检查。由于神经系统不受呼吸、心搏及胃肠运动的影响,在脑部磁共振图上,不仅可显示大脑、中脑、小脑、脑干、脊髓、神经根、神经节等细微的解剖结构,而且还可显示脑梗死的范围和边界,对后颅凹病变和脱髓鞘疾病也有一定的观察作用。

使用心电门控和呼吸门控技术可对大血管病变,如主动脉瘤、主动脉夹层、大动脉炎、肺动脉栓塞以及大血管发育异常进行诊断。利用 MRI 的流空效应,使之能在静脉不注射对比剂的情况下,直接对纵隔内、肺门区以及大血管周围的实质性肿块与血管作出鉴别。

目前,MRI 已成为肌肉、肌腱、韧带、软骨病变影像检查的主要手段之一。对关节周围病变、股骨头无菌性坏死、松质骨细微结构的破坏、骨小梁骨折以及骨髓腔内病变均具有重要的诊断价值。利用 MRI 对软组织较高的分辨力使其成为诊断乳腺病变有价值的检查方法。

MRI 技术的进步,使 MRI 的应用范围不断扩大,它在医学诊断中所起的作用也愈加重要。与此同时,医学应用的深入,又给 MRI 技术的发展提出了更高的要求,从而促使其进一步发展。

磁共振成像的优势

多参数成像,提供了丰富的诊断信息。通常医学成像技术都使用单一的成像参数,例如 CT 的成像参数仅为 X 线吸收系数,超声成像只依据组织界面所反射的回波信号等。MRI 是一种多参数的成像方法,目前 MRI 的组织参数至少有氢核(质子)密度 N(H)、纵向弛豫时间 T_1、横向弛豫时间 T_2、体内液体的流速以及弥散系数等,再加上多种脉冲序列及其参数,如 TR、TE、TI、激励角的应用,可大幅度地增加诊断信息,其软组织对比度明显高于 CT 影像。

高对比成像,可得出详尽的解剖图谱。磁共振图像的软组织对比度明显高于 X 线、CT 检查。磁共振图像能很好地区分脑的灰质、白质,就是因为灰质中的氢几乎都存在于水中,而白质中的氢大量存在于脂肪中。选用适当的扫描脉冲序列,还可使肌肉、肌腱、韧带、筋膜平面、骨髓、关节软骨、半月板、椎间盘和皮下脂肪等组织清晰地显像。

任意层面断层,可以从三维空间上观察人体成为现实。MRI 用 Gx,Gy 和 Gz3 个梯度或者三者的任意组合来确定层面,实现了任意层面的选择性激励。整个 MRI 检查中没有任何形式的机械运动,使医生立体观察病变的愿望得以实现。

人体能量代谢研究,有可能直接观察细胞活动的生化蓝图。MRI 使疾病的诊断深入到分子生物学和组织学的水平,并向功能成像方面发展。一般而言,磁共振成像对癌肿的早期检出及分期有深远意义,MRI 对比剂可使病变部位出现明显的高信号区,从而在肿瘤与周围水肿区之间出现明确的分界。另外,通过磁共振波谱的研究可以观测组织的能量代谢情况。此外,磁共振功能成像 (fMRI) 可用于皮层中枢功能区的定位。

不使用对比剂,可观察心脏及血管结构。MRI 可利用"流空效应",使图像上心脏大血管内腔均表现为低信号的特点,可诊断心脏、大血管病变,区分肺动脉和纵隔,区分纵隔肿块和动脉瘤。磁共振血管造影(MRA)利用将流体与静止组织相分离的显示技术显示轮廓清晰的心腔,采用心电门控触发的方法,还能获得不同心动周期的图像;甚至可以进行一系列无创伤的心脏动力学研究,如测定射血分数和心脏容积等。利用"流入增强效应"和相位对比的敏感性,不使用对比剂可进行非创伤性 MRA 检查。

无电离辐射,一定条件下可进行介入 MRI 治疗。CT 成像所用的 X 线波长在 1nm 左右的高能量电磁波。MRI 系统的激励源 RF 脉冲电磁波,其波长在 1m 以上(小于 300MHz),所含能量仅为 10^{-7}eV,约为 X 线、CT 辐射量的 $1/10^{10}$,远远小于体内 C—H 键 1eV 的结合能,因而无电离辐射损伤。从成像所用的射频功率看,尽管 MRI 系统的峰值功率可达千瓦数量级,但平均功率仅为数瓦,完全低于安全标准。在一定的场强及场强变化率范围之内,静磁场和线性梯度场也不会引起机体的异常反应。正因如此,疾病的一种新的治疗领域——介入磁共振(interventional MRI)正在兴起。所谓介入 MRI,是指以 MRI 实现精确定位及图像引导,以达到某种治疗目的的新技术。它的应用范围包括脑外科、骨科、普通外科及肿瘤科等,目前已开展的技术主要是抽吸术和各种类型的肿瘤摘除术。

无气体和骨伪影的干扰,后颅凹病变等清晰可见。各种投射性成像技术往往因气体和骨骼的重叠而形成伪影,给某些部位病变的诊断带来困难,例如行头颅 CT 扫描时,就经常在岩骨、枕骨粗隆等处出现条状伪影,影响后颅凹的观察,MRI 无此类骨伪影。穹窿和颅底的骨结构也不影响磁共振颅脑成像,从而使后颅凹的肿瘤得以显示。

磁共振成像的局限性

磁共振成像的局限性是成像速度慢。MR 成像速度的快慢一般是相对于同时期 CT 的成像速度而言的,其扫描速度除了与机器的硬件有关外,还取决于所用的扫描序列。完成一个序列的检查时间较长,而完成全部检查序列所需的时间则更长。加之,磁共振成像时间可分为扫描时间和图像重建时间,所以由于 MR 成像速度慢,使得该检查的适应证大为减少,例如它不适合于运动性器官、危急重症患者、噪动、丧失自制能力等患者的检查。

对钙化灶和骨皮质病灶不够敏感。钙化灶在发现病变和定性诊断方面均有一定作用,但磁共振图像上钙化通常表现为低信号。另外,由于骨质中氢质子(或水)的含量较低,骨的信号同样比较弱,使得骨皮质病变不能充分显影,对骨细节的观察也就比较困难,例如岩骨是以皮质骨为主的结构,加上其中气化的乳突蜂窝,它在磁共振图像上将表现为典型的低信号区。

图像易受多种伪影的影响。MRI 的伪影主要来自设备、运动和金属异物 3 个方面,常见的有化学位移伪影、卷褶伪影、截断伪影、非自主性运动伪影、自主性运动伪影、流动伪影、静电伪影、非铁磁性金属伪影和铁磁性金属伪影等。

定量诊断困难。对通常采用的质子密度、T_1 和 T_2 加权像,其值尚难精确测定。因此,MRI 还不能像 CT 检查那样在图像上进行定量诊断。

空间分辨力较低。与 CT 等成像手段相比,MR 图像的空间分辨力较低。考虑到扫描时间和图像质量,一般情况下 MRI 选用 256×256 矩阵扫描。

此外,磁共振的生物效应与禁忌证等会给一小部分患者带来不便。另外,价格相对昂贵也是其不足之一。

第三章

检 查 篇

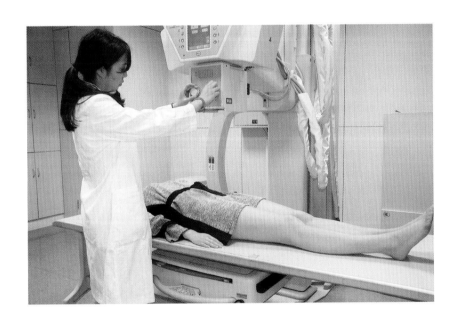

第一节　走进医学影像科的"绿色通道"

　　当您来到医院门诊部或是急诊室看病,甚至是住院治疗时,医生都少不了给您开上一大把检查申请单,其中或许就有颈椎X线摄片、腹部平片、泌尿系造影、上消化道钡餐,甚至还有CT、磁共振、超声、核素显像检查等,这就意味着您要走进医学影像科进行相关的检查与治疗了。

　　什么是医学影像科？目前较小的医院还在沿袭过去较为传统的科室名称——放射科，这也就是人们所说的X光科。当你感冒、咳嗽，想检查一下是否患了肺炎；或是不小心被碰了一下，想看看有没有骨折，那么您就得去放射科拍个片子，照个X光。随着现代医学的发展，当年的X光科，或是放射科，已发展成为今天的医学影像科，这里面不单单是拍片，还有CT、磁共振等；就是拍片也由过去的X线胶片进步为现在的数字成像，即计算机X线摄影CR、数字X线摄影DR，且可进行网络传输，便于异地诊断，极大地缩短了患者的就诊时间。不仅如此，它已从过去只能满足诊断为目的辅助科室，进化到拥有介入影像学在内的，如数字减影血管造影DSA，集诊断与治疗为一体的大型临床科室，即医学影像科。

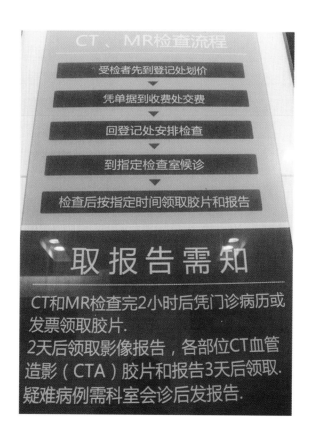

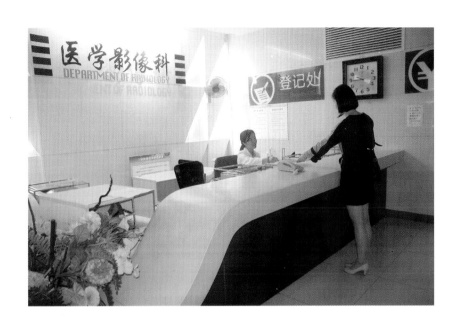

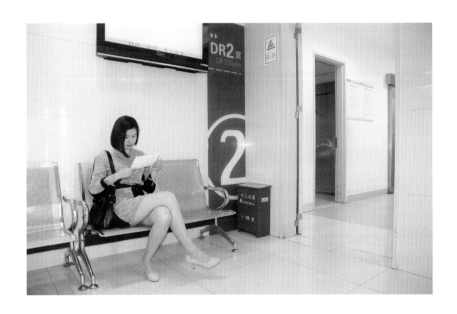

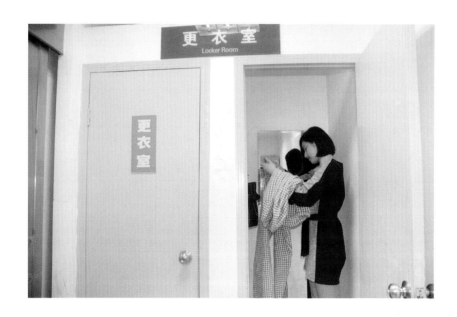

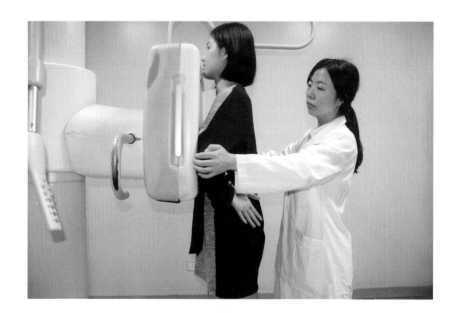

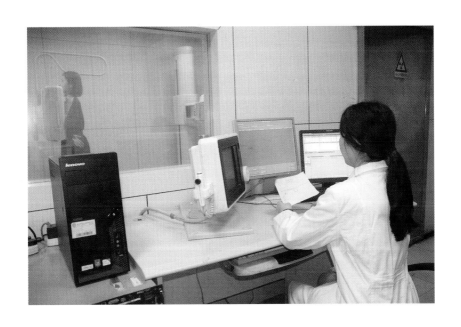

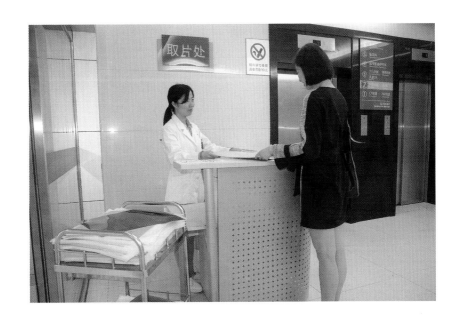

然而,面对如此庞大的各类医学影像学检查,您如何才能少走弯路,并在尽可能短的时间内顺利地达到您所需要的诊断与治疗目的是普通百姓所关心的话题。下面就请跟随我们去医学影像科走一走、瞧一瞧吧。

来到医学影像科的第一步就是去"登记室"。这就像宾馆里的总台,在这里它不仅起到划价、登记的作用,而且还可起到分流患者和咨询的作用。所以,您首先要做的事就是请登记员为您要做的检查划价,如全身的 X 线照片检查基本上均可这样做。也有的检查是划一半价,如泌尿系造影检查,这样的划价只是起个预约登记的作用,以防您预约登记后因种种事情不能来进行相关的检查,而此时又不能安排其他患者进行此项检查,所以一旦您因故不能到场,就会造成高档机器的闲置,浪费了给其他患者检查的宝贵时间,且降低了机器的使用率。因此,一旦出现这种情况,您要主动打电话与登记室联系,说明缘由。还有的检查可暂时不划价,因为一些复杂检查,如大型血管造影,用了什么材料、拍了多少片子、用了多少对比剂等均是未知数,只有检查完毕方能计算出总的价格。当然,也有的根本不需要划价就可以去交费,那就是最为常规的普通检查,这项检查收费处的人员都相当熟悉,如 X 线摄影。

划完价,第二步您就去交钱的地方,即"收费处"。通常在较小的医院往往只有一个收费处;而较大的医院,为解决您来回奔波之苦,就在附近设有收费处,就如同大商场的"收银台"。如果已构成计算机联网,当您看到排队的人多时,还可以到别的收费处交钱。当然,也有的因医院太大,还会将收费处另立,如医保收费处等。

交完钱后,您得将收费发票、申请单带回登记室。就在登记的同时,登记员会给的一个号码,这就如同您家里的电话号码一样重要,明明白白地写在病历的封面上,这就意味着只要您到这家医院进行相同类型的检查时就采用这个号码,这就如同您的名字一样,是唯一的。其目的是为了在您今后查询时方便,可在成千上万个病案中一下子就能找到您的病历档案,免得浪费您及医务人员极其宝贵的时间。而这些号码也会分门别类,如X线号、CT号、磁共振号、ECT号、PET/CT号等。因此,在您登记时一定要主动把病历交给登记员,把各种不同的医学影像检查的号码一一写在病历封面上,千万不可为了省事或利用医保为自己或他人进行各种检查,张冠李戴,致使综合诊断时出现导向性失误。

登记完毕,第四步就是根据登记员所指引的方向去检查室进行检查。然而,当您走到检查室时,检查室的门却是紧紧关闭的。这不是说里面没有人,而是检查室内有患者正在检查。关门的目的一是保护患者的隐私,二是保护候诊的患者免受X线辐射。因此,当检查室门上的红灯亮时,说明里面正在利用X线为患者检查,所以您最好在候诊时离检查室门口远点。

待门打开后,您要主动将检查单交给医务人员。医务人员会根据患者的先后次序为患者进行医学影像学检查。随着现代科技的发展,目前较大的医院通常采用电视系统叫号,您可以根据电视上的指引耐心等待,待播报您的名字时即可把检查申请单交给医生。当然,这里面也有例外的,如突遇车祸外伤等危、急、重症患者,涉及生命安全及易致残的患者要优先检查。还有一些,如同火车站购票一样,一些贵宾要优先检查;还有一些个别问题的,如学生要赶往学校念书以及一些忙于开会,或是赶火车、赶飞机的患者等,在可能的情况下,通过患者之间的相互协商得以解决。当然,这里也有暂缓的,如患者检查的准备工作做得不够充分,如做泌尿系平片或造影检查时,因腹腔气体妨碍诊断,医生会让你来回走走,并一再嘱咐您少讲话。还有的检查,如全腹CT检查,为了保证影像质量,医生会让您分次喝上几百毫升的水,过1个多小时,甚至2个小时才能为您进行检查。更有甚者,发现您刚做过上消化道钡餐,不能进行腰椎平片检查,以及腹部CT检查,待一周后,肠道将其排尽后方可进行相关的检查。

　　当然,还有一部分早在登记处就给您打了回票,如做消化道钡餐时,必须空腹进行检查,也就是不吃饭、不喝水、不吃任何药物,一大早饿着肚子前来检查。不符合条件时,医生会告知您下次来检的时间。还有的需要在登记室预约,主要原因一是一次检查所消耗的时间较长,一个工作日仅能为几位患者进行检查;二是有的检查项目需要患者进行准备,如泌尿系平片或造影检查需要做肠道准备。还有的是针对医生所擅长的特点专门安排他(她)上班的那一天进行此项检查。再者,就是医生熟悉病情的缘故,这主要体现在介入诊疗上,往往几个疗程前后都是一个医生负责到底,这样便于驾轻就熟。

　　检查完毕,在大部分情况下您便可以离开检查室了。但也有例外的,如在您注射过对比剂所进行的检查时,往往需要在检查完15分钟后方可离开,其目的一是防止您出现迟发性过敏反应,有利于当地急救,免得您在路上出现问题。即便是被人发现把您抬进急诊室,等诊断出您是迟发性过敏反应也为时晚矣。第二是医生等片子出来后认为满意才会让您离开,其目的是防止在摄影的整个过程中出现意想不到的偏差而增加您的痛苦,如在进行泌尿系平片检查或是造影时,要等所有片子出来后方能让你离开,避免因检查失误而让您重新进行肠道准备。当然,随着医学数字图像的进步,大多数医院在采用数字检查时即刻就能发现问题,大大缩短了患者检查后所需等待的时间。

　　检查完毕,如果您是急诊,平片检查可在半小时内到取报告处获取片子和报告;如果您是普通检查,可在2小时的工作时间内获取片子和报告。但也有一些特殊检查、一些疑难杂症需要动用全科专家的力量得以解决的疾病,需要到第二天早晨全科读片会诊,集中全体医务人员的智慧帮您解决问题,这时您要等到第二天早上10点以后才能获取片子和报告。

　　当您拿到片子和报告后,也就是说您可以暂时告别医学影像科,去看医生了。但有时您所得到的报告却是建议您做进一步检查,如您刚拍完胸部正位片后,医生发现了问题,建议您加照 1 张侧位片,目的是在给疾病定性的同时,还要给病灶定位。有时还要请您进行胸部 CT 检查,以弥补普通胸片的不足,这是因为各种医学影像都有其优劣势,可以互补。而当您所有这些都做完后,医生还会建议您定期复查,因为疾病都有一个产生、发展的过程,在疾病早期有时显示不明显。甚至上级医生看过片子后认为不合要求,还会通知您重新检查。当然,加拍的检查都是需要自费的,而只有在因医生本身或是机器因素所致,才会免费重新检查。

当然,随着计算机的进步,网络在大医院已遍布各个角落,上述这些您不需要再拿着纸张到处跑,而是根据以上的指引,空手前往,结果会出现您人还未到达目的地,医务人员就已在那里敬候您的到来了。

第二节　颅神经影像学检查的选择

X 线平片

头颅 X 线平片检查方法简单、经济、无痛苦,一般采用正、侧位片,对头颅外伤者,看看是否有凹陷性骨折,或头颅有凸起时,可加拍切线位。对于头颅上的各个位置的拍摄较复杂,因此您要好好配合医生进行检查。通常眼眶正侧位片的拍摄还算简单,看看有否金属异物等。如果是为了观察乳突内有无慢性炎症及胆脂瘤、鼻窦炎、鼻窦积液、颞颌关节等,也得将患者的头摆成各种相应的造型才行。由于脑肿瘤等病变仅能在平片上提示其存在,大多数不能确诊,常常是临床症状明显,但常无异常发现是平片诊断的限度。加之现在有了CT、磁共振,头颅的 X 线检查骤减。对于颈椎来说,常规摄 X 线正、侧位片,若观察椎弓或椎间孔,则需加摄斜位片,通常对于手臂发麻,或脑血管供血不足者可考虑。有时为了观察颈椎序列及椎间盘的情况,往往会采取颈椎的过伸过屈位。

造影检查

脑血管造影可根据脑血管的分布、形态、位置等变化来判断颅内疾病,并可经导管行介入治疗。主要用于诊断动脉瘤、血管发育异常和血管闭塞等疾病,并可了解脑瘤的供血情况。尽管 CT、MRI 的发展,产生了 CT 血管成像、磁共振血管成像,但对颅内血管性疾病的诊断,特别是进行介入治疗,则离不开脑血管造影。通过这种造影在达到诊断的同时,还可以进行相应的治疗,如对肿瘤进行化疗药物的灌注、栓塞治疗,对动脉瘤或动静脉漏也可以进行栓塞治疗,对血管狭窄在进行血管扩张术后放入支架,以保持血管的通畅。

CT

头颅 CT 对颅内病变有很好的诊断效果,颅脑外伤、脑梗死、脑出血、脑积水等平扫即可明确诊断,颅内肿瘤、炎症、血管畸形等需要做 CT 的增强扫描。CT 血管成像可观察病变与血管的关系,CT 灌注成像可观察病变血流灌注情况。对于眶内病变,鼻窦炎症及癌肿,鼻咽癌的早期发现与癌肿的侵犯范围的观察,中耳小的胆脂瘤,听骨破坏与脱位,内耳迷路的轻微破坏,先天性耳畸形,涎腺及甲状腺病变的发现、诊断及其癌肿的侵犯范围等有重要的价值。

磁共振

由于磁共振具有分辨细微解剖结构和显示组织学特性的能力,适合于眼眶内占位病变、炎症、外伤和视网膜病变的诊断。在耳部主要用于内听道肿瘤的诊断。磁共振对鼻窦病变作出定性诊断,并可确定肿瘤的范围和与周围结构的关系。在鼻咽癌早期诊断和显示癌肿的侵犯范围方面有重要作用,可以鉴别鼻咽放疗后肿瘤复发和纤维瘢痕。对喉癌可提供重要信息。对颞颌关节病变提供可靠信息。

对显示较小的甲状旁腺肿瘤较为敏感,对甲状腺肿大可区别实性肿瘤与囊肿,胶样囊肿与出血囊肿,甲状腺肿瘤手术后改变,如水肿、纤维化或肿瘤复发。但不管怎么讲,磁共振检查对骨骼病变的显示不敏感。磁共振增强扫描可增加病变与正常脑组织之间的对比,提供更多的诊断信息,主要用于鉴别肿瘤和水肿,为定性诊断提供依据,有助于微小病变的显示,如垂体微腺瘤、微小听神经瘤及小转移灶。磁共振弥散加权主要用于急性脑缺血的研究,特别是急性脑梗死的早期诊断。磁共振灌注加权成像用来反映脑组织微循环的分布及血流灌注情况,主要用于脑血管性疾病及肿瘤的良恶性鉴别。脑功能成像是通过检测患者接受刺激(包括视觉、触觉等)后的脑灌注变化来研究皮层活动的功能定位,是目前神经学研究最活跃的领域之一。磁共振波谱可检测外伤、肿瘤或癫痫患者脑组织的代谢情况。磁共振检查能比较全面地显示脊髓全程和病变上下平面,可确切显示脊髓大小、脊髓内外的病变及脊髓移位程度。脊髓水成像技术,可获得脊髓蛛网膜下隙脑脊液影像,类似椎管造影效果。

超声

经颅多普勒是利用超声效应来检测颅底主要动脉的血流动力学和生理参数的一项无创性的脑血管疾病检查方法。临床主要用于高血压及脑动脉硬化、急性脑血管性病变(包括脑梗死、脑出血、蛛网膜下隙出血等)、脑血管畸形及椎 - 基底动脉供血不足的诊断。对脑血管畸形的筛选诊断及治疗效果的评价有重要价值,并对眼、腮腺、甲状腺的疾病有重要的诊断意义。

第三节　医学影像监控中枢(司令部)——大脑

我们的中枢即司令部——大脑,能有哪些医学影像检查技术对其进行全方位的监控? 这里面包括上述的 X 线摄影检查、CT 检查、磁共振检查、超声检查、核医学检查,以及介入放射学的诊治等,下面就人们所关心的问题逐一进行阐述。

哪些医学影像可以监控中枢(司令部)?

通常用于监控我们的中枢司令部的医学影像包括超声医学、核医学、计算机 X 线摄影(CR)、数字成像(DR)、数字减影血管造影(DSA)、CT 成像、磁共振成像以及介入放射学的诊断与治疗等,它对研究我们的大脑起着十分重要的作用。特别是近几年来,随着计算机的发展,医学影像设备的更新换代,硬、软件的进步使医学影像学检查愈来愈受到医生、患者的重视。

监控中枢(司令部)的复杂性

中枢(司令部)处于领导地位,监控它有着相当的复杂性。就在我们这个中枢中,光骨骼就有 29 块。其特点是薄、小、结构形态极其复杂和不规则,如颞骨中的听小骨只有几个毫米,而且曲折,仅仅在CT 的一个横断面上很难辨认。就是人们最常见的鼻骨,其结构变化极多,以 CT 横断切面上甚至加上冠状切面也难以辨认究竟是骨折还是正常骨缝。再如蝶骨大、小翼与邻近骨结构的连接很容易被认为骨折等。加之还有 12 对脑神经以及丰富的血管、肌肉、韧带穿梭于孔、裂隙之中,蜿蜒曲折于软组织之间。而对于肿瘤来讲,其生长没有规则,甚至达到无孔不入的境地。就拿颅底肿瘤来说吧,由于其隐藏部位深、邻近结构复杂、疾病种类繁多、肿瘤生长跨越部位多,如眶颅区肿瘤、海绵窦区肿瘤、颈静脉孔区肿瘤等,多年来其影像诊断与外科手术治疗一直是个难题。

复杂性呼唤着标准化检查

越是复杂就越需要标准化检查,对于头部无论是 CT 扫描也好,还是磁共振检查也罢,双侧对称是非常必要的,因为在诊断中常常需要两侧对比,以判定是正常变异还是另有其因。如果头颅扫描不对称,会给诊断带来一定的麻烦,尽管这在实际扫描时很难做到两侧完全对称,但您要在检查中努力配合医生,更不能因检查时间稍长就放松对自己应有的要求。要知道,就在您动作的一刹那,就会造成影像的伪影,致使漏诊、误诊,这就意味着患者那成百上千的人民币付之一炬。

比如鼻咽癌放疗后的影像学检查,常规首选鼻咽部横轴面的 CT 扫描。而当您第二天去影像科取报告时得到的结论却是加做冠状面 CT 平扫和增强扫描。这是由于第二天全科在会诊读片时发现上颌窦顶、颅底和海绵窦可疑侵犯,这并不是说片子拍坏了或是不清楚,甚至有的患者认为这是医院又来坑骗自己的钱。非但如此,还得给您注射 50~100ml 的对比剂后 45 秒进行扫描,或延迟扫描。更有甚者,磁共振平扫,鼻咽部异常病灶不能排除复发或残留时,或增强 CT 扫描病灶仅有轻度强化时,需做磁共振增强扫描。这样一来,您的花费可就大多了,这就是利用医学影像学检查的综合优势,进行所谓的强强联合为您确诊。

为何要综合监控?

这里以鼻及鼻窦恶性肿瘤为例,CT 的优势在于能够清晰显示骨质结构的异常,对恶性肿瘤的诊断有重要价值。与 CT 比较,磁共振易区分肿瘤及伴发的阻塞性炎症,能够更准确地描述肿瘤鼻外侵犯的范围,对恶性肿瘤的治疗有重要价值。磁共振在显示肿瘤颅底骨髓浸润及神经周转移也较 CT 有明显优势。因此,对鼻及鼻窦恶性肿瘤应 CT 和磁共振同时进行检查。而 PET(正电子发射断层)在鼻及鼻窦恶性肿瘤治疗疗效评价及治疗后复发诊断中有独到的作用,可以弥补 CT 和磁共振的不足。

监控有没有时间性?

任何监控都有它的时间性,这主要根据其病变的恶性程度及其转归来定,因此要遵从医嘱。如鼻咽癌放疗后半年内,与放疗前比较,每个月异常 CT 征象完全恢复率无差别,且与放疗前病灶的严重程度无关,而鼻咽放疗水肿多在放疗后 3 个月内,所以在放疗后 4~6 个月复查较为合适。因鼻咽癌在放疗后 2~3 年复发率较高,所以间隔 4~6 个月复查,直到 3 年以后,有利于对鼻咽癌放疗后病情的监测。当然,若新的临床症状、体征出现时,应立即进行检查。

医学影像监控存在着高风险

影像学检查也具有一定程度的高风险,具体表现在身体和精神上有更多的风险。在这些众多的医学影像检查中毕竟大多是些间接影像,而非人们所希望的直接影像。加之同种疾病有着不同的影像学特点,而同一个影像学特征也有可能是不同的疾病。此外,还有着众多的伪影参与其中,在里面惹祸,很有可能造成影像学的误判、漏判。更何况疾病都有一个产生、发展与转归的过程,而在这个过程中,尤其是疾病的早期在影像学上的表现有时很不明显,或是不具有明显的特点,甚至根本没有足够的特殊性加以描绘。所以,大家要学会从科学的角度认识和理解医学影像,希望值不能过高,这就是需要大家给予理解与呵护的地方。

第四节　癫痫的医学影像学检查

癫痫患者中有一部分可采用手术治疗,手术的关键是影像定位。癫痫是中枢神经系统的常见病,发病率占人群的 0.5% 左右,而在美国为 0.5%~1.0%。30%~60% 的癫痫患者药物治疗无效,称为"顽固性癫痫"。临床与电生理学研究证实,70%~80% 的原发性癫痫是颞叶癫痫。

癫痫发作的本质是神经元的过度同步放电,产生放电的原因是神经元细胞膜的膜电位升高和兴奋性的升高。当缺氧、低血糖、电解质紊乱或内分泌代谢异常、大脑局部神经元减少或变性及局部供血障碍均可影响膜电位,导致癫痫发作。癫痫性放电是个耗能过程,伴有复杂的生化和代谢改变,需要消耗大量的葡萄糖和氧,因而发作期癫痫灶局部脑血流和局部脑代谢率增高。

目前,可从外科手术中获益的 60%~90% 为颞叶癫痫。因此,对影像学科来说准确定侧、定位是手术成功的关键。据统计,在美国具有手术治疗指征的癫痫患者中,仅 1% 可行手术治疗,主要原因是术前不能精确定位。这主要是因为癫痫的病灶有很强的病理生理学属性,单凭形态学异常还不能精确地识别病灶,很多致痫灶也不显示通常意义上的形态学异常,这些因素都会使影像学判断致痫灶的敏感性、特异性与精确性受到很大的影响。

脑电图是较早用于癫痫定位的重要检查方法,它能直接反映脑的电生理活动,可记录无明显形态学改变时的电生理改变。但常用的头皮脑电图只能反映大脑表面的电活动,不但可记录到原发放电灶,也可记录到扩散形成的放电灶,这就影响了定位的准确性。加之其空间分辨力较差,不能对癫痫灶作出准确的定位,因此不能直接指导手术。最近,脑地形图也开始应用于癫痫的定位,其价值仍无较肯定的结论。近十多年发展起来的神经影像学,包括 CT、磁共振、磁共振波谱、单光子发射体层摄影和正电子发射体层摄影等,这些方法提供的信息有形态学的、功能性的与代谢性的,已较多应用于癫痫的定侧、定位检查,并显示了很大的优越性。

磁共振对颞叶癫痫的定位及定侧帮助较大,它对颞叶内侧结构形态的解剖显示很清晰,对颞叶内侧结构的肿瘤性病变是目前最好的检查手段,明显优于 CT、单光子发射体层摄影和正电子发射体层摄影。磁共振波谱可应用空间定位技术作较小体积结构中特定成分的检测,如可以检测致痫灶的磷酸肌酸浓度及与无肌酸的比例,反映局部代谢状况。磁共振功能性成像可行病灶局部的血氧水平依赖性测量,识别亚临床的、具有脑电图放电活性的部位。近年来,氢质子磁共振波谱检测癫痫灶的敏感性优于磁共振,它通过测定颞叶癫痫代谢产物的变化判断致痫区,对检出双侧癫痫灶优于脑电图和磁共振。有专家认为:氢质子磁共振波谱对颞叶癫痫患者的术前评估类似于常规磁共振,但不如功能性磁共振,与单光子发射体层摄影和正电子发射体层摄影显示的病变范围相似,磁共振波谱比磁共振更直观,更敏感,两者在病灶判断上可以互相补充。

总之,要提高癫痫患者的手术效果,关键在于术前定位的准确性,合理地应用电生理学及神经影像学的方法可提高颞叶癫痫定侧的准确性和敏感性。除了脑电图检查外,影像学检查应当首选磁共振。

第五节　脑缺血的磁共振检查

众所周知,脑血管病是严重危害人类健康的常见病,又有高发病率、高死亡率、高致残率及高复发率等特点。所以,早期诊断、早期治疗问题一直是医学界的重点课题。近年来,随着快速磁共振技术的发展,对缺血性脑中风进行早期、快速、准确的诊断,并监测受损组织恢复情况已经成为可能。下面介绍的两种磁共振技术是新型且常用的检查。

平面回波技术的磁共振扩散加权成像能早期诊断脑梗死,在超急性期即能发现脑梗死灶,最早于起病 2 小时即可发现病灶,而此时 CT、常规磁共振均未见异常。如果它与常规磁共振相结合还有助于新旧梗死灶的鉴别。

血流灌注成像用以分析缺血区血流变化,并可以半定量地提供脑组织血供的信息,如灌注下降、侧支循环、血流再灌注及过度灌注等。同侧大脑半球内缺血与过度再灌注可同时存在,这都是造成脑组织损害的原因。这对于了解急性脑梗死区血流灌注变化及其在病理生理发展过程中的作用有很大的价值。

这些研究结果提示我们,在脑梗死早期诊断的基础上,如何尽早地恢复有效的血供,同时又避免过度再灌注,是脑梗死治疗的重要研究课题,并能对临床动脉溶栓治疗指征及再通后疗效判断提供有价值的信息。

第六节　胸部检查哪种医学影像学方法好

X线片、CT、磁共振是许多疾病确诊的重要依据,但有些人不管得的是什么病,都要求医生给他做最贵或最先进的检查。其实,最贵、最好,并不代表最准确。听听专业人士的说法,您就会少花钱,少走弯路。

感冒、发热、结核、肿瘤……,究竟哪些适合做X线胸片检查,又有哪些要进一步做胸部CT检查,甚至还得补一下磁共振检查才行呢?有时医生说:需要检查一下;有时患者反过来要求医生为其进行胸部CT,甚至是磁共振检查,这里面搞不好还会出现医患矛盾。那么,作为胸部疾病究竟哪些适合做CT,又有哪些疾病适合做磁共振检查呢?首先您得了解各种影像学检查的利弊。

胸部X线片的长处与短处

作为胸部X线拍片检查其本身比较简单、方便,患者走去就可以进行拍摄,不需要预约,做到立等可检。且费用低廉,几十元就可搞定。检查时只需患者屏住气、不要动,其检查时间极短,真正检查时X线曝光时间不足1秒,患者易于接受。因其应用最早,人们已积累了大量丰富的经验,且整个影像接近人体的大体解剖学结构特征,因此几乎任何一位医生都能看着片子说出一、二、三来。在整个检查过程中,患者接受的X线剂量要比CT低得多。也正是因为X线胸片有以上的优势,加上目前数字成像的广泛应用,使得成像质量有了明显的改善,并作为一种最常规的检查手段之一,它不仅可以对疾病进行检查,而且还可以进行动态观察、随访、复查,用以了解疾病的变化，判断其疗效，以及术后改变和复发等，使医生准确地掌握疾病转归和预后。因此，大凡是刚住院的患者都少不了拍一张 X 线胸片，有时在出院时还得拍一张，就是这个道理。而作为有条件的一些大型企事业单位每年都得为其员工进行一次全面体检，其中胸部 X 线照片是必不可少的，它可以早期发现病变，达到早治疗的目的。既然这么好的检查，为什么还要做 CT、磁共振呢？这是由于 X 线胸片也有它的弊端。

X 线胸片是将整个胸部的立体概貌在一个平面上显示，不可避免地造成前后组织、器官之间的相互重叠，这在一定程度上或多或少地掩盖了病情。且一张胸片只能从一个平面上观察病灶的大小，这对于一个三维立体的病灶来讲不能充分显示其内在实质及其边缘和细微的结构特征。有时对于一些正常血管影或是病灶征象也很难分清，甚至与周围组织、器官之间的确切关系都无法显示，尤其是位于人体正中的纵隔病变。因此，作为胸部 X 线照片，通常只是作为一种普查手段，通过它筛出一些正常或是易于诊断的感染性病变、外伤等，对于一些难以诊断或是需要进行心、胸手术的患者通常就要进行 CT 检查了。

胸部 CT 的长处与短处

胸部 CT 与 X 线照片相比具有较高的密度分辨力，可根据医生的视觉和诊断需要进行亮度、对比度的调制，采用最佳的亮度、对比度来真切地反映病灶的存在，并可对病灶的大小、形态、密度值，甚至是体积进行测量。它可以根据病灶大小进行薄层扫描，以充分显示其细节，包括充分显示病灶的内部结构，如空洞、结节。还可以充分显示病灶周边的形态学特征，如病灶边缘光滑程度、有否毛刺等。也可了解病灶与其胸腔脏器的毗邻结构关系，这些对病灶的定位、定性都有很大的帮助，有利于诊断与治疗。更可贵的是，每一幅照片各组织、器官之间没有相互重叠与干扰，可精确、清晰地反映所扫描层面的组织结构。在把握不准究竟是血管还是病灶时,可通过静脉注射对比剂加以鉴别诊断,甚至利用这种增强检查进一步明确病灶的特性,提高诊断的正确率。不仅如此,还可以利用计算机三维重组技术,使病灶可以多方位、多角度立体、直观地加以显示,更有利于了解病灶与周围组织、器官之间的位置关系,为手术提供合理的路径,减少手术过程中的盲目性,将组织、器官间的损伤降到最低限度。因此,它可作为肺癌和纵隔肿瘤诊断依据,CT对平片较难显示的病变,如纵隔心脏、大血管重叠病变的显示具有明显的优势。

当然,胸部CT不是什么都好,具体表现在进行胸部检查时需要停止呼吸的时间较长,检查其间不能喘气、移动。通常人的呼吸会使肺上、下移动在5厘米左右,有的甚至在10厘米以上。因此,这样一来会使胸部CT检查出现漏检或是重复检查的可能,有时还会产生一些移动伪影,最终造成漏诊、误诊。且胸片一天可检查患者达三四百人,而CT一天只能检查100多人。这就意味着您在做胸部CT检查前要排队等候,检查没有X线胸片来得简便,且检查时间长,检查费用高,倘若一旦进行前面所述的CT增强检查,或是三维重组,您所花的费用则更高,有时是上千元。同时,您所接受的X线剂量远远比X线胸片要大得多。加之,胸部CT在我国发展起来也不过三十多年,不是每一位临床医生都能准确阅读。

胸部磁共振的长处与短处

磁共振和CT一样是一种断层图像,它具有较高的软组织分辨力,有时不需要注射对比剂就可判定是血管影,还是病灶,脂肪与血管之间形成良好的对比,易于显示纵隔肿瘤及其与血管之间的解剖关系,甚至可以了解病灶侵袭组织的程度,病灶的空间位置具有独特的优势,可对手术结果进行评估。它可以根据病情需要多方位、多角度进行检查,没有X线的辐射,无骨伪影的干扰,是一种无损伤性检查。这么好的检查方法为什么只是胸部影像学检查的替补队员呢?

这主要是磁共振空间分辨力不如 X 线胸片,也比不上 CT,对钙化及气体因缺少水中的氢质子,其显示不如 CT 和 X 线片,而有的病灶往往可通过钙化才得以定性诊断,并且磁共振对部分病变缺乏特异性,骨变化不够清晰,所以在定性诊断上受到一定的限制。加之其检查时间比 CT 还要长,一天只能检查 30 名左右的患者,这就意味着您有可能要预约才能进行此项检查。其检查费用更贵,而作为一名医生,看不懂磁共振片的要比看不懂 CT 片的要多得多。更何况磁共振还会出现诸如设备方面的伪影、运动伪影等,对于体内有金属植入物的患者禁忌做这项检查,所以它具有了"爱憎分明"的局限性。

超声

超声检查呼吸系统疾病有较大的限制,原因是含气的肺组织和胸部骨骼可将入射超声全反射。但超声在诊断胸壁软组织、胸膜和胸膜腔、接近胸壁的肺内病变、纵隔病变以及膈肌和膈肌旁肺底疾病等方面有一定的价值,可以弥补 X 线和 CT 的不足,甚至可以利用超声进行胸水抽吸。

核医学

肺部放射性核素显像分为肺灌注静态显像及气体肺灌注动态显像,这两种方法结合可诊断肺栓塞、呼吸道梗阻及波及气管和肺血管的肺实质病变。

最后在这里要强调一句,医学影像有它的互补性,单纯依赖于一种医学影像进行诊断与治疗的时代已经过去了,在对某种疾病把握不准时,可以充分发挥医学影像学群体的优势来综合判断,充分利用各种医学影像的长处来尽可能多地表达病变的特征性,以达到正确诊断的目的。在此祝愿每一位患者少花钱、少走弯路,多办事、办好事。

第七节　咳嗽该如何选择影像学检查

单纯的感冒咳嗽不需要影像学检查,做到生活规律、少看电视、少玩手机、注意休息、多喝茶水、晒晒太阳,便可在 3~5 天内好转。但是,如果伴有发热,特别是咳嗽痰中带有血丝,就得引起高度重视。

X 线胸片

通常也是最起码的选择,就是需要拍 1 张胸部正位片,看看肺里面是否有阴影存在,是片状的炎症? 还是条索状的结核? 以及成块状的肿瘤? 如果真的发现病灶存在,就得加拍 1 张胸部侧位片,以明确病变的位置。常规是哪侧有病哪侧靠片,减少放大率,以增加病灶的清晰度。如果是左侧有问题,就得左侧靠片,如果是右侧有问题,就得右侧靠片。

CT 平扫

如果仅仅是肺炎,或是肺结核,其影像学检查也就到此了。但是,如果把握不准,或是考虑肿瘤的可能性时,那就相对麻烦一点。首先,其影像学检查少不了做 CT 检查。如果病灶较小,或是对病灶内部结构以及周围特点分辨不清时,需要加扫薄层。也就是在普通 CT 平扫的基础上,根据病灶的大小,选择适合于病变特点的、较薄的层厚再进行扫描,以进一步了解病变内部及其周边尽可能多的信息。

CT 增强扫描

当然,CT 平扫不是万能的。有时对淋巴结,或是血管影分辨不清,就得做 CT 的增加扫描。也就是说,通过静脉给您注射对比剂,进一步帮您分辨出是血管影,还是淋巴结,或是肿块,以及了解肿块内的性质、特点等。增强通常分动脉期、静脉期、毛细血管期。因此,为了抓住这 3 个不同的扫描时期,就得进行 3 期 CT 扫描。通过这大范围的扫描,还可以看看远处有无淋巴结转移灶。甚至有时还不行,得延迟 3~5 分钟时间进行延迟扫描,对病变提供更强有力的证据,加以鉴别诊断。

CT 灌注扫描

如果按照以上的方法检查下来,从总体上讲,就相当于给 5 个患者进行 CT 扫描。如果医生单纯考虑病灶本身,为患者减少 X 线的辐射剂量,可就病灶本身进行扫描。甚至对病灶的中心层面进行扫描,这叫 CT 的灌注扫描,以明确对比剂在病灶内的峰值,这就更注重明确病变本身的特点,有利于影像学的鉴别诊断。

CT 三维重组

如果医生考虑肿瘤,为了便于手术,给胸外科医生在手术时了解肿瘤与周围组织之间的关系,可给病灶进行 CT 的三维重组成像。这不需要再进行 CT 重新扫描,而是将 CT 检查的横断面图像在电脑上取出重新组合成新的立体图像,这叫做三维重组。当然,其三维重组所显示的效果与您屏气的质量有着密切的相关。

磁共振检查

就是这样有时还不行,还得进行磁共振检查。通过磁共振组织分辨力高的特点,可充分显示病灶与血管,以及与心脏之间的关系。这样不仅可避免手术医生在操作过程中误伤了血管,更主要的是在手术前就能给医生一个整体的概念,为手术路径的选择做充分的思想准备,并做好手术器械及所需材料的准备。

DSA 的诊治

可是,如果这些检查出来后,发现是晚期肿瘤,或是多发性肿瘤,已失去了手术的机会,又该怎么办呢? 接下来就得做数字减影血管造影(DSA),进行介入治疗。将抗癌药物通过导管注入病灶,或通过血管栓塞把肿瘤饿死。治疗期间,患者可能会有许多化疗反应,如疼痛、呕吐、食欲不佳等,更主要的是患者要认真执行医嘱,定时、定量服药,并定期进行相关的检查。

注意事项

肿瘤患者的治疗少不了需要进行影像学的复查,通常以 X 线胸片,或 CT 检查为主。如果在经济不允许的情况下,可考虑两者交叉进行复查,何时复查要听医生的意见。当然,您在上述所有的检查中,要认真配合医生进行检查,该吸气时要吸气,该屏气时要屏气,并且要主动去除身体之外的所有异物伪影,如项链、胸罩、拉链、金属扣、油漆、膏药等,谨防给诊断带来误会。

第八节　循环系统影像学检查的选择

X 线胸片

通常对于常规胸片来讲,其摄影的 X 线焦点至胶片的距离为 180cm,而对于拍摄心脏的胸片而言,则需要采取远达片,即 X 线焦点至胶片的距离为 200cm,一般在平静吸气下屏气摄影为宜。远达片摄影的目的是为了减少心脏的放大率,使心脏阴影的放大率不超过 5%,这样有利于心脏及大血管的径线测量和复查对比观察,是判定心脏外形及肺血改变的基本体位。当医生给患者从后前位向右旋转 55°时,此体位的"造型"叫做左前斜位,主要是为了观察主动脉全貌和分析左、右心室及右心房增大。如果让患者从后前位向左旋转 45°,则为右前斜位,同时需要患者口服钡剂,以观察左心房增大对食管的压迹,还可以观察肺动脉段突出和右心室流出道扩张的变化。

目前,临床实际应用的基本体位则被左侧位(口服钡剂)所替代,用以观察胸廓畸形,如漏斗胸、鸡胸、桶状胸及直背等,是胸主动脉瘤与纵隔肿物定位较适宜的体位,在某些情况下它兼有左、右前斜位的作用,包括食管口服钡剂等。但无论如何,胸片虽能直观地反映心脏大小,但分析各房室大小还有一定的难度,对心内情况与瓣膜活动、瓣环打开程度等不能见到,是其很大的局限。

DSA

心血管造影是借助于导管技术将对比剂快速注入心腔或大血管内,以显示其腔内解剖结构,如形态、大小和部位及功能动态的变化。主要适用于各种无创性检查方法不能明确诊断的先天或后天性心脏大血管疾患,为某些心脏大血管疾患手术及介入性治疗前提供形态学依据。虽然数字减影血管造影(DSA)可以看清楚,但它毕竟是一种有创的特殊 X 线检查。就冠状动脉而言,虽然有了 CT 与磁共振的血管成像,但 DSA 仍是诊断的金标准,它最能清楚地反映冠状动脉情况,尤其是可以在此基础上进行介入性治疗。

CT

CT 检查对显示心脏和大血管的钙化有一定的价值,如显示心脏和大血管钙化,包括心脏瓣膜、心室、血管壁、腔内血栓、心包以及冠状动脉钙化等。胸、腹部大血管疾患,如各种类型的主动脉瘤,主动脉夹层,包括真、假腔及腔内血栓;上、下腔静脉和肺动脉及其分支的病变,包括狭窄、血栓栓塞及缺如等。心脏肿瘤,包括腔内肿瘤或血栓。心肌病尤其肥厚型,可具体显示病变部位、程度和范围等。心包疾患,如积液、增厚、缩窄及缺如等。大血管及其分支病变术后复查,包括冠状动脉搭桥或介入治疗术后等。先天性心脏大血管畸形,如主动脉缩窄或离断、肺动脉闭锁、肺静脉畸形引流及单心室等。随着多排 CT 的产生,拓展了对循环系统检查的适应证,尤其是 64 排 CT

的出现、双源 CT 的应用对冠状动脉的检查的可靠性得到进一步的加强。

磁共振

磁共振检查可从冠状面、矢状面、横断面以及斜面来显示心脏大血管的解剖结构、血流动态及其病理改变。主要用于主动脉疾患及畸形,如主动脉瘤、主动脉夹层、主动脉缩窄等。心脏和心旁肿瘤。原发性心肌病,尤其是肥厚型。心包疾患,如心包积液、心包缩窄等。缺血性心脏病,如心肌梗死,室壁瘤等。先天性心脏病,如各类畸形,尤其是复杂畸形和术后复查。肺血管疾患,如肺栓塞、肺动脉狭窄或缺如等。心脏瓣膜病等。

超声

多普勒超声心动图检查是当今直接无创显示心血管内血流信息的最佳技术,患者检查时不需要任何准备,可以随时检查及多次重复。多种超声诊断技术的综合作用,能反映心脏结构、功能及血流动力学等多方面的信息。可用于诊断心脏瓣膜病、心肌病、心包病、冠心病、心脏肿瘤及各种先天性心脏病。近年来超声的发展,不仅能观察心脏外形、心腔与室壁的大小、血流异常的方向与程度,而且还能观察各瓣膜的活动度,是否存在关闭不全或狭窄,既属无创性又较经济、简单。

核医学检查

心血管核医学检查是应用放射性核素示踪原理与显像技术相结合的一种无创性的检查方法,包括放射性核素心室造影、心肌灌注显像、心肌代谢显像与心脏受体显像等。放射性核素检查对急性心肌梗死的诊断敏感性高,且特异性好,可以对梗死部位及大小进行定量分析。

第九节　腹痛医学影像学检查的选择

通常,普通的胃肠炎、阑尾炎,或是一过性的肠痉挛不需要进行医学影像学检查。而长时期的腹部隐痛,或是剧烈的腹痛,甚至伴有血尿、休克等就离不开医学影像学的检查了。然而,腹痛所涉及的器官较多,有消化系统、泌尿系统、生殖系统等,仅消化系统在腹部的就有肝、胆、胰、胃肠等。因此,整个腹部的检查将涉及所有的影像学。

外伤

首先,如果是由于外伤所引起的腹痛,少不了要做超声检查,观察是否有肝脏破裂、脾脏破裂,以及有否腹腔积液和肾脏的问题。其次,就得做 CT 检查,以证实上述情况的存在。如果考虑有肠穿孔的可能,还得进行 X 线的站立位腹部平片的检查,观察膈下是否有一轮"弯弯的月亮",以考虑膈下游离气体的存在,诊断胃肠穿孔的可能性。如果外伤伤及尿道,还得做尿道的 X 线造影,以明确尿道受伤狭窄情况。

胃肠道检查

如果患者是由于吃饭不规律,常常在饭前或是饭后所引起的疼痛,可考虑胃或十二指肠球部溃疡的可能性,对于它通常要做上消化道钡餐检查。如果发现溃疡,考虑其癌变,或是直接发现是肿瘤,则需要做 CT 平扫加增强,以明确肿瘤及其与周边的关系,以及是否有远处转移。如果是下消化道的肿瘤,就得做钡剂灌肠,以及前面所说的 CT 检查。如果是小孩肠套叠,以及手术后或是肿瘤占位所引起的肠梗阻时,就得做 X 线的站立位腹部平片检查,观察是否有气、液平的存在,以考虑肠梗阻的可能性。如果是肿瘤引起的肠梗阻,就得做 CT 平扫加增强,寻找肿瘤所在的位置。

消化腺检查

如果是肝脏的问题,少不了要做超声检查。一旦发现问题,特别是区分肝囊肿、肝血管瘤以及肝肿瘤时,离不开 CT 的平扫加增强,以及 CT 的延时扫描,甚至就连磁共振也得来帮忙检查。如果确诊为肿瘤,还要观察是否有远处转移,就得进行大范围的 CT 平扫加增强,或进行 PET/CT 检查,以观察全身情况。

如果上腹部疼痛是因为胆囊引起,同样也离不开超声检查,观察是否有胆囊结石,或是胆囊肿瘤。如果是前者,仅需做 CT 平扫,有时考虑阴性结石,还得进行磁共振的胰胆管成像。如果是后者,又得在 CT 平扫的基础上进行 CT 增强扫描。

如果是暴饮、暴食所引起的腹痛考虑有胰腺炎的可能时,需进行 CT 扫描。如果是考虑胰头癌的可能性时,除了 CT 平扫加增强外,还要进行超声检查,以及上消化道钡餐检查,观察十二指肠圈有否增大的迹象,以间接判断胰头癌存在的可能性。

泌尿系统检查

如果腹痛是因为有泌尿系统结石所引起的,就得做腹部超声检查、X 线平片检查,观察泌尿系统是否有结石存在。倘若考虑阴性结石存在的可能,或是要观察肾脏泌尿功能的情况,还需要进一步进行泌尿系统的 X 线造影检查。如果泌尿系统的 X 线造影显示不佳,还得进行逆行性尿路造影。甚至在考虑结石时,也得做 CT 平扫。如果考虑肿瘤、结核,或是囊肿、多囊肾,以及泌尿系统畸形时,除了超声和泌尿系统的 X 线造影外,还得做 CT 平扫加增强及三维重组,观察肿瘤情况,或是其他变异情况。如果是膀胱结石,需要做膀胱的 X 线平片检查。当然,如果是膀胱癌、膀胱结核,需要做 X 线膀胱造影检查,以及 CT 的平扫加增强,甚至是磁共振检查。

生殖系统检查

如果是育龄妇女,有性生活史,腹痛,甚至出现休克症状时,就得考虑有宫外孕的可能性,此检查少不了超声检查。附件肿瘤的检查少不了要做 CT 平扫加增强,以及磁共振检查。大凡是肿瘤患者考虑有骨转移时,均离不开全身性的核医学检查。

第十节　腹部 CT 检查有讲究

"后来的患者凭什么先做 CT 检查?"这里面当真都是些关系户?那是因为腹部 CT 检查很有讲究,有时甚至检查时没有"次序"可言。

进行腹部 CT 检查的目的是为了了解腹腔脏器有没有感染性疾病,如炎症、结核、脓肿等;有没有占位,如良、恶性肿瘤,转移性肿瘤等;有没有畸形、结石、梗阻、穿孔、积液等。在检查前,患者通常需要喝 2% 的含碘对比剂的水溶液,其目的一是让对比剂充盈整个肠腔,以减少肠腔积气在 X 线作用下所产生的伪影,避免因伪影而影响诊断的效果。二是将肠道充盈后便于对疾病进行鉴别诊断,以提高诊断的正确率。因此,当您喝完对比剂后需要一个过程,待所喝对比剂到达所要检查部位的肠腔后便可进行 CT 检查了。而为什么有的患者一来就可以进行腹部 CT 检查呢?当医生考虑是结石,如胆囊结石、肾脏结石等;急性胰腺炎、肠梗阻、肠穿孔时通常不需要喝对比剂,这样做是防止对比剂掩盖病情或加重病情。

而即使同时喝对比剂的患者也有先后之分,如果是进行上腹部检查,主要是看肝脏、胆囊、胰腺、脾脏的患者,先喝 500 毫升对比剂的水溶液,半小时后再喝 300 毫升便可进行 CT 检查了。而当您是为了观察肾脏,甚至是膀胱、子宫等全腹部 CT 检查,通常要在喝完对比剂后 2 个小时左右才能进行检查,且在第 1 次喝对比剂前最好上一趟洗手间,把尿排尽,而后再喝1000毫升对比剂,检查前再喝300毫升,期间最好不要再上洗手间,让膀胱充盈。因此,您要遵从医嘱,定时、定量地将这一杯杯看似白开水的无色透明的液体喝完。

可为什么有的患者却告知其下周再来进行CT全腹检查呢?这可不是故意推诿患者,而是因为这位患者刚做过胃肠道钡餐检查,也就是通常所说的消化道钡餐造影。消化道钡餐造影所使用的对比剂的密度要比CT检查所使用的对比剂要高,并会在X线作用下产生伪影,与前面所讲的因气体导致的伪影性质相似。因此,这两项检查往往有冲突,在做消化道钡餐检查时,要空腹、不吃不喝,这样便于钡剂在胃、肠黏膜上进行充分的涂布,看清胃、肠黏膜。而腹部CT检查需要喝大量对比剂溶液,两者截然不同。因此,两者必检其一,不可兼得。在1周后进行腹部CT检查前应先进行腹部透视,确认腹腔内无钡剂残留方可进行CT腹部检查。

有时您很不凑巧,眼看着好不容易就要等到自己了,这时一群人推着担架车来到了CT室门口,二话没说优先进行腹部CT检查,这又是为什么呢?这是一个急诊车祸的患者,看看腹腔是否有出血和脏器的损伤,生命危在旦夕,这时抢救患者分秒必争,因此只好希望您配合一下,礼让三分。

当轮到您进行腹部CT检查时,您要听从医生的嘱咐,不让你呼吸时可千万不能喘气,更不能动,否则就会造成漏诊。这就如同您在家切黄瓜一样,一层一层地均匀扫描,一旦您移动或是喘气,就会造成切面层厚的位置不一,这样就会遗漏较小的病灶,甚至会在同一个层面上来回多次地进行着重复检查。

现在看病往往是等待的时间远远比真正检查的时间要长得多,甚至出现有的患者检查时间少,而有的患者检查时间则相对要多得多,这又是为什么呢?通常作为腹部CT平扫,未发现明显的异常很快就检查完毕。而医生一旦发现有低密度阴影,且诊断徘徊于肝癌、肝血管瘤、肝囊肿之间时,就远没有这么简单了。前者是恶性病变,而后两种是良性病变,这在治疗及愈后有着根本的区别。因此,医生相当慎重,要在其平扫的基础上做 CT 增强检查,也就是要从静脉血管里注射高浓度对比剂,如非离子型对比剂,而后再用同样的方法进行 CT 扫描。不仅如此,还要看动脉期、静脉期肝脏的变化情况,这就相当于又做了 2 个患者所花费的时间。甚至为了增加鉴别诊断的可靠性,使癌症、血管瘤、囊肿区别得更加明了,还要在注射完对比剂后 5~10 分钟再次进行 CT 扫描。因此,对于这样一个患者来讲就相当于做了 4 个患者的时间,理所当然检查时间比您长得多,且检查的费用也大相径庭。这不能说医生对这名患者负责,而对您不负责,这是病情的需要。

最后再提醒您两点,一是别忘了将以前的 CT 片一同带上,让医生进行前后对比;二是衣着不要有金属之类的挂件,去除各种文身、彩绘等。

第十一节　消化系统医学影像学检查的选择

腹部平片

腹部平片通常拍摄仰卧前后位和立位片,前者易于显示胆系结石、泌尿系结石,以及各类导管置放术的情况等。后者观察膨胀、扩张的胃肠管腔和区分大、小肠,也易于观察腹腔内有无积液,特别有利于观察膈下游离气体和肠腔内有无异常液气平面形成,其目的是为了断定消化道穿孔及梗阻的可能性,以及在造影过程中观察胃下垂、肾下垂的程度等。而对于肝、胆、胰、脾的检查,由于这些器官在腹部平片上均缺乏自然对比,故平片的诊断价值有限。

消化道钡餐

消化道钡餐可观察消化道黏膜、轮廓、蠕动、排空和占位性病变、溃疡、息肉等。在消化道疾病的诊断中,钡剂检查与内镜和内镜超声显像检查技术的关系在于互为补充、互不取代。钡剂造影检查除可间接了解起源于黏膜和黏膜下病变外,还可了解器官结构形态的改变,如疝、套叠、扭转、憩室等。了解器官的功能性改变,如吞咽障碍、失弛缓症、反流及反流性损害。了解邻近病变对消化道的影响,如胰头癌对十二指肠圈的影响。特别是对曾行胃手术者,钡剂检查对于了解器官解剖和排空方面有着不可取代的作用。故一般而论,钡剂检查应是胃肠道疾病的首选检查方法。内镜和内镜超声显像检查可直观黏膜的大体病理学改变,且可取材活检。此外,内镜超声显像还可探测黏膜下壁的病变和器官周围的改变。

DSA

DSA 又名数字减影血管造影,主要用于诊断胃肠道血管性病变,如血管栓塞、动脉瘤和动静脉血管畸形等,寻找小肠内富血管性肿瘤,如类癌、异位嗜铬细胞瘤等。了解胃肠道出血的病因和部位。血管造影很少用来诊断肝、胆、胰、脾疾病,在少数情况下仅作为一种鉴别诊断的方法,目前它主要是作为对上述器官疾病行介入治疗的手段。ERCP(内镜逆行性胰胆管造影)主要用于诊断胰腺疾病和确定胆系梗阻的原因,亦能进行胆总管取石和胆总管狭窄内支架置入术,但急性胰腺炎、慢性胰腺炎急性发作期、重症胆管感染不宜做ERCP。加之它属于有创检查方法,随着无创性磁共振胰胆管成像技术的出现,它的诊断作用日益减弱。PTC(经皮肝穿胆管造影)用以鉴别阻塞性黄疸的原因和确定梗阻的部位,现在仅用于经 CT、超声和磁共振不能确诊的患者,或考虑进行胆管引流术的患者。PTC 术后应密切观察有无出血、漏胆等并发症。术后经 T 形管造影,主要用于了解胆管内有无残余结石、胆管与十二指肠的通畅情况以及有无术后并发症,如发现残余结石,目前可经 T 形管体外取石。

CT

对于腹部实质性脏器及后腹膜病变的检查,CT 应是首选的检查方法。CT 在肝、胆、胰、脾疾病的诊断与鉴别诊断中起主导作用,与超声相结合,CT 能对绝大多数疾病作出正确诊断。在胃肠道疾病的影像诊断中,CT 检查主要用于肿瘤的诊断,但其目的不在于查出肿瘤,而是了解肿瘤向外侵犯的有无与程度,同周围器官及组织间的关系,有无淋巴结转移与远处器官转移等。从而有助于肿瘤的分期,为制订治疗方案和估计预后提供依据,有助于恶性肿瘤手术后、放射治疗和药物治疗后的随访观察。因此,CT 检查应在胃肠道造影检查发现病变后视需要进行。

磁共振

磁共振除可提供优异的解剖学图像外,还可根据信号特征分析病变性质,用于超声和 CT 鉴别诊断有困难的病例。磁共振对肝脏病变的检查及定性诊断,特别是肝癌和肝脏海绵状血管瘤的鉴别诊断十分有价值。在显示胆管、胰管梗阻病变时,磁共振优于超声和 CT。磁共振胰胆管造影(MRCP)是一种无创性检查,其方法是利用水成像技术,在不需要注射对比剂的情况下可清楚地显示胰胆管全貌,对胰胆管梗阻性病变诊断颇有价值。

超声

由于超声的普及和超声检查不依赖于肝、胆功能,而且它对胆系疾病诊断的敏感度和特异度均高于其他方法,故 X 线平片,口服或静脉胆囊、胆系造影在临床上已很少用。也正是由于超声对胆系疾病诊断的效/价比最高,亦能发现肝、胆、胰、脾的病变,在临床上常作为首选的检查方法。可用于肝脏局灶性和弥漫性病变的诊断与介入性治疗。对胰腺癌的诊断,CT 显示胰腺癌及其对周围血管、器官的侵犯优于超声,但超声显示胆管扩张较 CT 简便、有效。脾超声检查简便易行,它对脾实性和囊性占位病变比较敏感、准确。亦特别适合对疾病的普查、筛选和追踪观察。通常检查前患者应禁食 8 小时以上,以减少胃内食物引起过多气体,干扰超声的传入。

第十二节 泌尿生殖系统医学影像学检查的选择

X 线平片

腹部平片是泌尿系统常用的初查方法,常规摄取仰卧前后位片,主要用于了解有无结石。骨盆平片可了解骨盆的形状、大小、有无畸形及骨质病变,进行准确的骨盆 X 线测量。了解女性盆腔内有无肿块、高密度影和盆壁脂线改变,观察金属避孕环的位置。发现生殖器官病变的异常钙化,如结核、卵巢肿瘤和子宫肌瘤的钙化等。

造影

静脉尿路造影可用来了解整个泌尿系的概况,观察有否结核、肿瘤、畸形等,以及阴性结石存在的可能性,还可断定肾功能情况。膀胱尿道造影可了解其伤后狭窄程度,膀胱大小及功能。结合子宫输卵管造影主要用于观察输卵管是否通畅,子宫、卵巢有无畸形和宫内有无病变等。临床上主要用于寻找不孕症的原因,也用于各种绝育措施后观察输卵管情况。如需要将输卵管再接通,术前需做造影,个别患者造影后可变通畅。盆腔动脉造影主要用于了解生殖器官的血管性疾病,如动脉瘤、血管畸形等。通过正常与异常血管的位置、分布情况,有无病理血管等,确定盆腔肿块的血供、来源并协助良恶性病变的鉴别诊断。经导管进行局部治疗,如注血管收缩药止血、注入抗癌药和(或)栓塞治疗肿瘤等。

CT

CT 和超声由于各自的显著优点已广泛用于泌尿系统检查,并已成为主要的检查方法。CT 检查主要用于发现隐匿的病变,对临床已知肿块进行定位,确定其起源和性质,如囊性、实性、脂肪性、血性和脓肿等。对恶性肿瘤还可判断其浸润和转移情况,有无盆腔淋巴结转移,邻近组织是否受侵,并对其进行分期。还可在 CT 定位下做针刺活检或放疗计划,协助观察病变对治疗(放疗、化疗和抗生素)的反应和疗效。

磁共振

磁共振检查泌尿系统随设备的更新和成像序列的开发也日趋普及,特别是某些成像技术,如磁共振水成像方法和 MR 血管成像已显示出独特的价值。磁共振与 CT 相比,除具有 CT 的优点之外,无放射性损伤,对人体的生殖功能无不良反应,是一项很安全的检查手段。磁共振显示软组织更好,可直接三维成像,不需要注射对比剂即可显示血管结构,无论对正常结构的显示,还是肿瘤侵犯范围及深度的判断方面均优于 CT 和超声。

超声

目前彩色多普勒血流显像和频谱多普勒已用于泌尿系统检查,主要显示肾血管。目前,女性生殖系统的影像学检查方法主要有 X线、超声、CT 及磁共振检查,其中以超声应用最广泛。在妇科领域,子宫、卵巢均有良好的声学界面,尤其对盆腔肿块的诊断,确定其解剖来源、囊性或实性、良性或恶性均有较高的敏感性及准确性。在产科领域,超声更有独特的价值,为影像诊断中的首选方法。它可从妊娠至分娩前各时期进行周密的观察,揭示宫内胚胎的发育,并可对某些先天畸形、胎盘位置异常等作出诊断。彩色多普勒血流显像可增加子宫和卵巢病变的血流信息,有助于定性诊断。对于孕妇,还可了解子宫动脉、卵巢、脐带及胎心血流等。此外,还可了解各段尿道在充盈状态下的内径、管壁光滑度、黏膜及黏膜下组织。

第十三节　泌尿系造影前做哪些准备

老张近来腰背部疼痛并有血尿,医生让他去医学影像科做泌尿系造影,观察有否泌尿系结石以及阻塞造成肾盂积水的情况。到了约定检查的日子,他早早地来到医院,好不容易排队轮到他做了,影像科医生说他未做好肠道准备,不能检查,必须准备好了再来。不得以只好又向后推迟了几天。那么究竟应该如何准备才算是成功呢?

泌尿系造影检查,需要拍摄 X 线片,腹腔里各种组织的影子和泌尿系的影子会重叠在一起。如果肠道中有气体或其他东西,如食物残渣等,它们的影子就会遮盖泌尿系的图像,使医生看不清或看错泌尿系的情况,造成误诊或漏诊。

一般在造影前 3 天起就应该禁食产气的食物,如奶类豆制品、面食、糖类等。造影前 1 天晚上服医生给您开的泻药——番泻叶,就如同泡茶叶一样多喝上几杯"茶叶水",有便随时排出。其目的是为了将肠道内的残渣排出,起清洁肠道的作用。

造影前 12 小时内禁止饮水,当日早晨不能进早餐,而老张却理直气壮地说:"我没有吃早饭,只是喝了点水,吃了 2 颗药丸。"这里讲的"早餐"是滴水不进。可老张从起床到医院一路上没完没了地讲个不停。肠道内的气体主要是吞入的,吞咽东西和讲话都会使气体进入肠道。医生给老张一透视,一肚子的气体。倘若这时给老张做检查往往会产生各种充盈缺损,将正常误认为病灶。因此,您要少讲话,多走动走动,以利于气体的排出。造影前需排尿、排便,使肠道、膀胱空虚。

最后就由医生通过透视来"验收"您所准备的效果了,医生给您看看肚子里有否气体存在,尤其是在泌尿系部位是否有气体存在。如果没有,医生就可以按程序为您做检查了,在此,祝您一切正常。

第十四节　乳腺影像学检查包括哪些

乳腺如有肿块,要警惕乳腺癌的可能。这仅凭临床表现,有碍于乳腺癌的确诊。通常要对乳头溢液进行涂片检查,以此来寻找癌细胞,但检查结果是阴性者并不能完全排除乳腺癌的可能性。其次,也是最为重要的检查方法就是乳腺 X 线摄影检查,早期又称钼靶 X 线摄影,现已发展成为乳腺数字 X 线摄影检查,即乳腺 DR 检查。此外,还有超声、近红外线扫描等对乳腺癌的诊断都有着不同程度的帮助。随着现代医学影像的深入发展,磁共振对乳腺癌的诊断已逐步显示出其相应的价值。但目前国际癌症协会推荐的医学影像学检查方法是乳腺 X 线摄影,也就是说,乳腺数字 X 线检查对早期乳腺癌的发现是最敏感的检查方法。

当然,任何检查都不是万能和百分之百的明确诊断,对于有疑惑的乳腺,最终只有依靠临床、医学影像学、组织细胞学检查(手术、活检)得以确诊。也只有通过手术或是活检取一部分组织在显微镜甚至是在电镜下进行组织学观察才是确定肿块性质最可靠的方法。当然,即便是已做过乳腺癌手术的患者也要定期复查,观察有无转移,通常以胸部 CT 检查为主,以及胸部 X 线摄影检查。

第十五节　骨、关节与软组织医学影像学检查的选择

骨、关节和软组织的疾病多而复杂,除创伤、炎症、肿瘤外,营养代谢和内分泌疾病、某些先天性及遗传性疾病、地方和职业病等都可有相应的骨、关节或软组织改变。医学影像学的各种成像手段都能在不同程度上反映上述疾病的病理变化。

X 线检查

X 线平片检查简便、费用较低、空间分辨力高,是骨、关节和软组织疾病常用的首选检查方法。骨本身的不同结构,如骨密质、骨松质和骨髓腔之间以及骨与软组织之间在 X 线平片上均具有良好的天然对比。X 线检查常能显示骨、关节病变的范围和程度,而且有可能作出定性诊断。摄片时任何部位摄片,包括四肢长骨、关节和脊柱都要用正、侧两个位置,以便从多角度显示病灶,甚至某些部位还要采用斜位、切线位和轴位等。平片应包括所摄骨及周围的软组织,四肢长骨片应包括邻近的一个关节,脊柱摄片时应包括相邻节段的脊椎,如腰椎片应包括下胸椎或骶骨上部,以达到全方位的显示,特别是便于医生计算病灶的具体位置。两侧对称的部位,如患侧在片上有改变但不明显时,应在同一技术条件下摄对侧同一部位片,以便对比,这对儿童显得尤为重要。对软组织病变除采用常规 X 线摄影条件外,还应用软组织摄影条件专门显示软组织,而当今有了数字 X 线摄影,只需要通过鼠标进行亮度、对比度的调制产生不同密度值的图像,避免了重新拍片而造成的辐射剂量的增加。不少骨、关节和软组织病变的 X 线表现比病理改变和临床表现晚是其缺点,因此初次检查无异常发现时不能排除病变的存在。例如炎症的早期和肿瘤在骨髓内浸润时平片就无明确改变,此时应根据临床拟诊,定期复查或进一步做 CT 或磁共振检查,才有可能发现病变。有时首次 X 线检查能发现病变但不能确诊,经过复查后才能作出定性诊断。加之 X 线平片检查是二维成像、影像重叠,密度分辨力较低,不能很好地区分各种软组织,当 X 线检查不能满足诊断的要求时,应有目的地选用 CT 或磁共振检查。而透视一般不作为诊断的依据,但可用于寻找高密度的异物及其定位,明显骨折和关节脱位及其复位情况的观察。血管造影主要用于四肢动、静脉血管疾病的诊断、良恶性肿瘤的鉴别以及术前对骨和软组织肿瘤血供的了解。

CT

CT密度分辨力高、无影像的重叠,观察解剖关系较复杂部位的结构、显示骨的病变和软组织改变优于X线平片。当临床和X线诊断有疑难时可选用CT做进一步检查。对软组织病变和骨骼解剖较复杂的区域,如骨盆和脊柱也可首选CT。CT不仅能显示组织结构横断解剖的空间关系,而且密度分辨力高,可区分密度差别小的脂肪、肌肉和椎间盘等组织,能显示细微的钙化和骨化,易于查出病灶,并能确定其部位、范围、形态与结构。检查时尽量将病变部分及其对侧部分同时扫描,以便进行两侧对照观察。对于软组织病变和骨病变的软组织肿块常需要进行增强扫描,以进一步了解病变是否强化、强化的程度和有无坏死等。增强扫描常对确定病变的范围和性质有较大的帮助。疑有椎管受累时,可向蛛网膜下隙注射对比剂,再做CT扫描,即脊髓造影CT检查。

磁共振

磁共振有良好的软组织分辨力,且可任意平面成像,对骨髓、骨、关节和软组织病变的显示较X线和CT都更具优势,对各种正常软组织,如脂肪、肌肉、韧带、肌腱、软骨、骨髓等和病变,如肿块、坏死、出血、水肿等都能很好地显示。磁共振动态增强扫描可以显示不同的组织以及病变内不同成分的信号强度随时间的变化情况,据此可以了解它们的血液灌注,有助于对病变性质的判定。对比剂增强磁共振检查、磁共振血管造影和灌注成像等可以提供组织的血供、血管化程度和血管等方面的信息。但磁共振在显示骨结构的细节方面不如CT清晰和明确,对软组织中的骨化和钙化的辨识能力也不及CT。因此,磁共振和CT在骨骼肌肉系统疾病诊断中的应用是一种互补的关系。另外,磁共振设备和检查费用较昂贵,费时也较多,空间分辨力也不及平片,病变的信号改变与X线及CT征象一样大多缺乏特异性,在鉴别诊断上仍有一定的限制。目前,在多数情况下磁共振和 CT 一样仍是骨、关节疾病影像诊断的一种补充手段。

在 X 线平片的基础上合理地选用 CT、磁共振、核素和超声等方法将大大提高影像学对骨、关节和软组织疾病的诊断力度。应当指出,多数骨、关节和软组织病变缺乏典型或特殊的影像学表现,需要结合临床资料,如年龄、性别、病史、症状、体征及相关的实验室检查才能明确诊断。正确评价和合理应用 X 线平片、CT 和磁共振,对诊断骨关节疾病是十分重要的。各种影像学手段,包括超声和核素都可用于肌骨系统疾病的检查,实际工作中可根据疾病的性质、部位、临床诊治的要求以及不同手段的特点选择使用。

核医学

X 线和 CT 检查在鉴别诊断骨病上具有独特的价值,因其具有较高的分辨力和很强的特异性,但敏感性不高。这是因为只有当局部钙量的变化达到 50% 左右时才能在片子上显示异常,而这一过程往往比较缓慢,需要经过一定时间才能被 X 线所发现。而目前大多数综合医院的核医学科,放射性核素骨显像可以早期发现并诊断肿瘤骨转移,这是因为大多数骨病在早期先有血流和代谢的变化而非解剖结构和形态的变化,而且放射性核素骨显像不仅能够显示骨骼的形态结构,而且还能同时反映骨骼血流和代谢的变化。局部骨代谢的变化只要达到 5%~15% 时,即可在骨显像上显示出亲骨显像剂的分布异常,同时骨显像还能够实现由一次成像而显示全身骨骼的形态和代谢的状态。因而骨显像用于探查骨病具有很高的敏感性,能在 X 线,包括 CT 检查和酶试验出现异常前更早地显示病变的存在。以转移性骨肿瘤为例,它能比 X 线和 CT 提早 3~6 个月发现骨转移灶,而其假阳性和假阴性均低于 5%。在多数情况下,对骨显像上出现广泛多发且不规则分布的异常核素浓聚灶这一特征性的征象,结合临床,可帮助医生尽早对转移性骨肿瘤得出比较肯定的判断。

第十六节　预知股骨颈骨折，可测骨密度

骨质疏松症所致的骨折中，以股骨颈骨折影响最大，严重者可因骨折的并发症而导致患者死亡。性别、年龄和测量部位骨量峰值及其骨量下降速度和程度的分析均有助于骨折危险因素的评估。无论是单独测量腰椎还是股骨颈密度值都可预测脊椎和股骨颈骨折发生的危险性，但对预测股骨颈骨折危险性方面，股骨颈测量的敏感性优于腰椎测量；而在预测脊椎骨折危险性方面，股骨颈测量的敏感性则等同于腰椎测量。由此可见股骨颈骨密度测量在预测脊椎骨折和股骨颈骨折中的重要性。原卫生部资助的一项研究成果表明：男性股骨颈骨量峰值高于女性，男性各部位骨量峰值均在 20~29 岁年龄组，而女性股骨颈骨量峰值位于 20~39 岁年龄组之间。一般认为，男女骨量至峰值后均随年龄增加而下降，但男性股骨颈骨量峰值后下降缓慢，且在 70~79 岁年龄组也有上升趋势；女性各部位的骨密度下降的趋势较男性明显。我国女性股骨颈峰值虽与欧美女性比较无明显差异，但股骨颈峰值骨量显著高于日本女性，而对于同一个人来说，其左右股骨颈测量的结果国内外都表明差异无显著性。这些正常数据及变化特点，对于防止股骨颈骨质疏松、骨折并发的危险性以及对治疗都具有一定的意义。

当然，骨密度值在什么范围内易发生骨折呢？这要根据您所检测的机型、类别来定，特别重要的是要密切结合临床实际，多听医生的建议，才能防患于未然。

第十七节　医学影像检查前的准备及注意事项

同样是医学影像检查，有的患者一次性成功，而有的患者却来回好几趟。由此可见，患者在做医学影像检查时确有讲究。

除去异物

当您打算进入医学影像科进行医学影像学检查时,首先要做的第一件事就是去除拍摄部位的一切异物。比如您要进行胸部 X 线照片时,就要去除项链、玉佩,以及纽扣、拉链、胸罩和所有带有金光闪闪的衣物,甚至带有油漆的字、画衣物,膏药、敷料都得去除,其主要目的是为了防止异物伪影阻碍影像诊断。同理,拍摄骨盆时要去除拉链、纽扣、皮带,甚至是松紧带。颈椎拍片时,要去除拉链、项链、玉佩、耳环。拍手时要去除戒指。如果您是进行 CT、磁共振检查时,这些金属异物不仅能严重影响影像的质量,而且在做磁共振检查时会因金属异物产生一定的热量,灼伤您的肌肤。因此,在做盆腔检查时,就连节育环也需要取出后才能进行磁共振检查。由此可见,在您去医学影像科检查时最好穿棉毛衫,而且是白色为佳,切忌黑色,或深灰色,这样不便于医生为您对摄影中心线。

空腹前往

在做有的医学影像前要做到不吃、不喝,如在做上消化道钡餐时就得这样,相同的还有 PET/CT、DSA 检查。此外,当医生怀疑有肠梗阻、肠穿孔、急性胰腺炎的患者及做 CT 血管成像或怀疑结石存在时也是不吃、不喝。甚至还有的患者非但不吃、不喝,而且还要喝泻药,或从肛门灌肠,把肠内的粪渣排空,这叫肠道准备,避免影响泌尿系结石的诊断,或影响钡灌肠、及 CT 仿真内窥镜的效果。就是进行 X 线平片拍摄时,当有肠腔气体影响诊断,或怀疑有粪石时,也得进行如上的肠道准备。更有甚者,为避免对比剂与药物的共同作用,导致肾脏的不良反应,您可得遵从医嘱,在注射对比剂前后各 24 小时均不可服用。

吃饱喝足

当然以上也不是一概而论的,有的医学影像检查要喝足量的

"水"才能进行检查。例如腹部的 CT 检查,喝水的多少以及在时间上都很有讲究。上腹部 CT 检查时,就得喝稀释的对比剂 300 毫升,且喝完片刻即可进行检查。而对肾脏进行 CT 检查时,分次喝的量累计达 1000 毫升,且要等 30 分钟左右方可进行检查。如果是为了检查盆腔,包括膀胱、妇科检查时,要分次喝到 1500 毫升左右,等上 2 个多小时才能进行检查,并在检查前再喝上 300 毫升。做磁共振水成像检查泌尿系时也得喝水;甚至在做妇科超声时更得多喝水,且使膀胱充盈后方可进行检查;影像学检查不仅仅要喝"水",而且还要吃"气",如在上消化道钡餐检查前,医生会请您吃一包产气粉,且在您吃产气粉时,仅给您喝一点点水,并一再叮嘱您一次性咽下,还不让您嗳气,这是为了达到气钡双重造影提高影像检查质量的目的。

注意检查次序

也正是因为以上的一些检查需要吃饱喝足,而又有的检查需要空腹进行,因此医学影像学检查有次序而言。通常不吃、不喝、不打针的 X 线检查、CT 检查、磁共振检查、超声检查可优先检查,如头颅、胸、腹、四肢的 X 线平片检查,头颅、胸、四肢的 CT 平扫,头颅、胸、腹、四肢的磁共振平扫,肝、胆、胰、脾、肾的超声检查。一旦涉及要吃、要喝,甚至还需要打针的患者就得放在这些项目检查之后进行。反过来,如果进行上消化道钡餐检查就不能进行腹部、腰骶椎的 X 线拍片检查,以及胸、腹部的 CT 检查;只能做头颅、胸部、四肢的 X 线拍片检查,以及 CT 的头颅、四肢的检查。因此,只要涉及相同部位、多项医学影像检查时,一旦有吃、有喝、打针时,一般不能放在一起检查。所以,检查次序一旦反了,就得等上一周后才能进行相应的检查。

辅助检查

进行医学影像学检查时,有时还得在此检查前加做一些其他的辅助检查,以保障影像学检查的安全性。如当您做 DSA 检查前,就得检查血小板、出凝血时间。有时就是肝功、肾功也得检查。在做PET/CT 检查前,还要做血糖试验,一旦血糖过高要将其控制在适合的范围之内方可进行检查。如果利用多排 CT 进行冠状动脉成像时,要测量心率,通常把心率控制在 65 次 / 分以下,其检查的效果较好。

牢记禁忌

乱做医学影像也会造成不良后果,甚至死亡。因此,您要牢记医学影像检查的相关禁忌证,更主要的是,要如实地向医生反映自己的病史。如是否有过敏史,包括打青霉素过敏的历史、吃海带等含碘量较高的食物时有否过敏,这会提示医生能否为您进行造影检查,包括X 线造影检查、CT 增强及造影检查。当您装有心脏起搏器或体内有弹片、金属植入物、胰岛素泵等是磁共振检查的绝对禁忌证时,千万不能大意。

配合医生

以上工作都做了,接下来面临的问题就是如何配合医生为您合理地进行医学影像检查。在拍摄胸片时,医生会下达吸气、屏气的口令,您要照做。吸气的目的是为了让肺被气体充盈,以形成良好的对比,屏气是为了避免呼吸移动产生移动模糊伪影,相同的还有腹部拍片。而 CT、磁共振的胸、腹部检查不仅仅是为了减少移动模糊伪影,更是为了避免因为您无规律的呼吸,造成扫描层面的改变,以至于遗漏病灶。此外,您在做 DSA 检查时,一旦造影医生会再三嘱咐你屏住气,不要呼吸。超声检查时也是一样。因此,请您吸气的时候就吸,请您屏住气的时候就得屏住,请您呼的时候就得呼。再如,您在做胃肠道造影检查时,医生请您在检查床上来回转角度时,动作一定要慢,不要一闪而过,让医生什么都没来得急看,什么都看不清。让含一口钡剂放在嘴里,请您往下咽时您再咽,且身体不能动,否则你俩配合不好,医生抓不住动态检查的效果。更主要的是第一口钡剂给医生的正确诊断相当重要,可见您是保证影像清晰的关键。相同的还有心脏 X 线检查的三位片,医生让您含一口钡剂在嘴里,请您咽时才能咽,否则抓不住带有钡剂的心脏片。当然,在做检查时更不能做小动作,甚至就连吞咽动作都不能做,谨防产生移动伪影,这对磁共振就显示得更为严重。

后续工作

医学影像检查完毕不是就没事了,您还有不少工作需要做。例如当您注射过对比剂进行 X 线造影,或 CT 增强扫描及造影后,您必须在检查完毕后,在休息室休息 15 分钟后方能离开医学影像科,谨防过敏反应的发生。回到家中,需要换衣、洗澡,去除放射性污染。再一点就是多喝茶水,促进代谢、利尿、排泄。而对于做介入诊治的患者来讲,为防止穿刺部位出血、血肿、感染等并发症的存在往往需留院观察 24 小时,并遵从医嘱用药。

第四章

诊疗防护篇

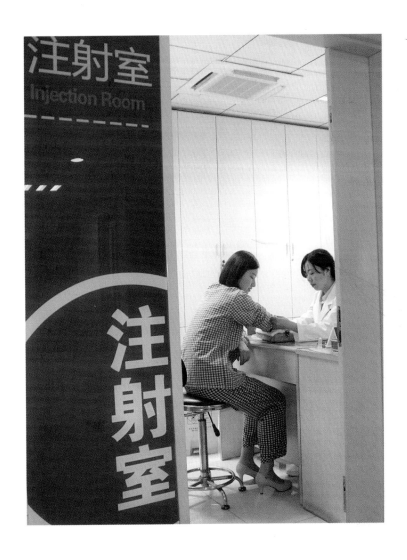

第一节　帮您读懂 X 线胸片

在当今的医学影像检查中最为常规的莫过于胸部 X 线检查,只要您得了病,也无论您得的是何种疾病,都少不了来放射科,或是医学影像科去做此项检查。业内人士甚至把这誉为"人的眼睛"、"心灵的窗户",从此处可探究您的身体状况。然而,许多患者苦于读不懂 X 线胸片报告单,给自己以及家人带来许多精神负担,甚至夜不能寐、忧心忡忡。其实,读懂 X 线胸片报告单是一种很容易的事,您瞧瞧,一张正常胸片无非是由黑、白两种颜色组成的,这比起红、橙、黄、绿、青、蓝、紫的七色世界要简单得多啦。

胸片看什么

您看,分布在两边好大一片黑色,犹如一扇窗户,这就是肺,是人们吸进氧气、呼出二氧化碳的地方。由于它能让 X 线透过(通俗一些说就是"透亮"),所以在胸片上呈现出黑色。在两肺之间夹杂着一大片白色,这就是心脏,医学上把这一带叫做纵隔,其中有心、大血管、气管、食管、淋巴组织、胸腺、神经、脂肪等。由于它们密度大,致使 X 线无法透过,不"透亮",或是透过的 X 线较少,因此在胸片上呈现出白色。正常时纵隔居中,当患侧胸腔压力增高时,如一侧胸腔大量积液或气胸、一侧肺气肿或巨大占位性病变,纵隔可被推向健侧;一侧胸腔压力减低,如肺不张和广泛胸膜增厚,纵隔可被牵向患侧。当支气管发生部分性阻塞时,由于呼吸时两侧胸腔压力不均衡,可在呼吸时发生左右摆动,称纵隔摆动。而在肺的前后有着一条条白颜色的东西,这就是我们买菜时通常所说的"小排"——肋骨,起支撑胸廓、保护肺脏的作用。由于它是骨骼的一种,含钙量大,挡住了 X 线的穿过,也不"透亮",因此在胸片上呈一条条的白色影像。它有着多种先天性变异,如颈肋、叉状肋、肋骨联合。颈肋可发生于一侧

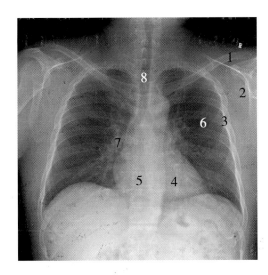

1	锁骨
2	肩胛骨
3	肋骨
4	心脏
5	胸椎
6	肺
7	血管
8	气管

正常胸片

或两侧,表现为短小较直的小肋骨,自第 7 颈椎处发出;叉状肋为最常见的肋骨变异,肋骨前端呈叉状;肋骨联合表现为相邻的两条肋骨局部呈骨性联合,这些都是非肺内病变,不必大惊小怪。而在水平向下移行时,由黑转白处被称之横膈,位于两边的小小牛角尖被称之为肋膈角。

　　当您的 X 线胸片检查报告为:胸廓对称,两侧肋骨、肋间隙正常;两肺纹理清晰,未见明显实质性浸润;两侧肺门和纵隔影未见明显异常;心脏大小、形态在正常范围;膈肌平滑,双侧肋膈角锐利,则说明您此项检查未见明显异常。至此,一张正常胸片对于您来说已是十分明了了,而能够看懂正常就意味着成功了一半。

"黑白颠倒"预示疾病

　　那么异常究竟怎么看呢? 最为常见的就是该黑的地方变白了,或是该白的地方变黑了,即"黑白颠倒"了,这就是异常。前者常见的有炎症、结核、肿瘤、胸腔积液等,后者有肺气肿、气胸等。一位近来咳嗽加剧的老大爷被胸片报告意见栏里的"两肺纹理增多"吓了一跳,以为长了东西。其实不然,肺纹理是由肺动脉、肺静脉、支气管以及淋巴管所组成,其主要成分是肺动脉分支,它们在肺里呈现白色,是从纵隔大血管、支气管逐渐分支形如倒栽的一棵大树,而"发源地"叫做肺门。观察肺纹理应注意它的多少、粗细、分布,以及有无扭曲变形等。其正常粗细和多少并无明确标准,它的改变受多种因素的影响,如咳嗽、吸烟等都会造成肺纹理的增多、增粗,这并无典型的临床意义。但变化明显时问题就很难说了,这就需要随访,前后胸片的对照,并密切结合临床进行分析,尤其是对多种心肺疾病的诊断有着重要意义和参考价值。

当您淋雨后,或是近来劳累过度,致使抵抗力下降时,出现畏寒、发热、咳嗽去医院拍一张胸片显示:密度不太高的、较为均匀的云絮片状影,边缘模糊,与正常肺间无清楚界限。这就是在肺里该黑的地方变白了,它是由于急性炎症的渗出所致,当肺部急性炎症进展到某一阶段时,肺泡内气体即被由血管渗出的液体、蛋白及细胞所代替,形成渗出性实变。而这种实变取代了原先肺泡内的气体,从而挡住了 X 线,致使在 X 线片上呈现出一片白色的阴影。

例如,艾滋病起病一周后 X 线胸片显示:两肺间质弥漫性条索状、斑点颗粒状阴影,自肺门向外周扩散,后来融合成结节云雾状。肺门淋巴结可因合并真菌或隐球菌感染而增大,肺内可有薄壁空洞,伴发气胸或胸腔积液。但这些肺部 X 线征象并无特异性,少数患者肺部 X 线正常。

当您有低热、乏力、咳嗽及少量咯血时一张胸片便解决了这一疑虑,当肺的慢性炎症在肺组织内形成肉芽组织时,称为增殖性病变,最常见于肺结核。这里有原发病灶、淋巴管炎、淋巴结炎组成的原发综合征等原发型肺结核,有分布、大小、密度各异的呈粟粒型的血行播散型肺结核,有结核球的浸润型肺结核,还有慢性纤维空洞型肺结核、胸膜炎型。当您咳嗽、咯血、胸部隐痛,甚至体重下降、发热时,去医院拍上一张胸片显示:块状影,带有毛刺、分叶,甚至还有所谓"S"

型的肺不张时就要考虑肺癌了。

一位患乳腺癌的妇女惊恐万分地指着意见栏里的"乳腺癌术后改变"问是不是癌症又复发了？在正常的 X 线胸片上常常有女性乳腺影,甚至还会有乳头影,有时亦见于男性,这些都属于软组织阴影,除此之外还有胸锁乳突肌及锁骨上皮肤皱褶、胸大肌。它有一个鲜明的特征就是对称性,而乳腺癌根治术后往往是将一侧乳腺全部拿掉,因此这在 X 线胸片上将打破这种平衡,出现一侧乳腺缺如,将这称之为"乳腺癌术后改变",而非癌症复发。但通常对于这类患者往往要定期随访,一旦发现有肋骨破坏、肺部块影等,则应提高警惕。

太"透亮"了也不好

当天气骤变,尤其是在冬季寒冷季节诱发"老慢支",甚至是肺气肿、肺心病时,您的 X 线胸片很有可能出现两肺纹理增粗、紊乱,呈网状或条索状、斑点状阴影。当进一步发展时,将会出现两肺透亮度增加。然而,这里所说的"透亮度"并非我们通常所说的能透过光线的、越透明其透亮度越大。恰恰相反,这里指的是 X 线透过肺的程度,是由于肺泡过度通气致使 X 线胸片上黑化度增加,即越黑透亮度越大,哮喘发作时同样可见两肺透亮度增加,呈过度充气状态。当然,X 线摄影条件过高或是显影时间过长也会导致这种情况。那么,究竟该如何鉴别呢？肺气肿往往伴有胸廓的扩张、肋骨之间间隙增宽、肋骨平行、膈降低且变平,甚至心脏呈垂直位、心影狭长,更主要的是有临床表现,如在原有咳嗽、咳痰的基础上有逐渐加重的呼吸困难,甚至有胸闷、气急、桶状胸。常见的严重肺气肿、肺大泡还会导致气胸,也就是胸腔内的气体将肺压缩,使被压缩的肺与胸壁间出现透明的含气区,其中不见肺纹理。这些多是由白变黑的异常。

第二节　微小钙化点会是癌吗

前一段时间,一位患者感觉乳腺微痛,于是去医院就诊。医生给她拍了乳腺 X 线片,看到一些微小钙化点,建议其做 X 线下穿刺活检。她还不到 35 岁,自觉不可能是癌,就没做。尽管如此,但她还是被吓得够呛。于是来电咨询,微小钙化点有必要做 X 线下穿刺活检吗? 能否 2 个月或 3 个月后再拍 X 线片观察进展? 如果真是乳腺癌,那么 X 线片上看到的微小钙化点属于哪一期? 是乳腺癌前期吗?

乳腺钼靶 X 线检查

乳腺疾病是女性的常见病,且种类繁多,如乳腺癌、乳腺增生、乳腺炎、乳腺纤维瘤等,其中乳腺癌是成年女性最常见的恶性肿瘤之一,如能早发现、早治疗,则预后较好。

随着医学影像技术的进步,乳腺钼靶 X 线机的不断更新换代,现已发展成为钼铑双靶数字 X 线摄影,在增加 X 线穿透力的基础上增加了图像的密度分辨力,可清晰地显示乳腺内小于 1cm 的病灶,并可准确定位,甚至还可以发现临床医生不能扪及的结节性病灶,而有助于早期发现乳腺癌。加之乳腺 X 线摄影检查具有操作简单、全面、直观和费用低廉等优点,使其成为乳腺临床检查和普查的首选方法,是早期诊断乳腺癌的主要手段。

更新的数字乳腺 X 线摄影,以及数字融合 X 线体层摄影不仅使曝光量减少,而且还可将所得到的信息按诊断要求进行后处理,最大限度地减少影像信息的丢失,在 X 线诊断和发现微小乳腺癌方面有希望取得突破性进展。

良恶性病变的钙化

在众多的医学影像学检查手段中,以乳腺钼靶 X 线摄影对显示其钙化最为敏感,而早期肿块的钙化是诊断早期乳腺癌的重要征象。当然,这里面也有良恶性之分。

良性病变的钙化多比较分散,密度也较一致,边界清楚,形态规则,如边缘光整、中心透亮的铸型钙化多见于浆细胞性乳腺炎;簇状分布的新月形或珍珠状钙化常提示纤维囊性变或退变;环形钙化常为脂肪坏死所致。

恶性肿瘤的钙化边缘模糊,多呈泥沙样、细粒状,密集成簇,单位面积内数目较多,每平方厘米内常多于 15 枚,而且常密度不一,浓淡不均,钙化粒微小,且大小不等。形态不规则、边缘模糊的铸型钙化多为高分化的原位导管癌。乳腺导管癌的钙化多为线状,长短不一,直或分叉,边缘模糊,在一丛钙化点中有 2~3 个此种线钙化即可诊断为恶性。恶性肿瘤的钙化一般位于肿块内,也可位于肿块外。成簇的细粒样钙化伴少量铸型钙化也多为恶性肿瘤所致。此外,乳腺癌的钙化在不同病期可有不同的表现。

在进行乳腺疾病的诊断时,除观察乳腺照片外,还要询问病史,检查患者,如有可能,需与以前的照片对比。建议穿刺活检,以除外乳腺癌的可能性。

为什么要活检

钙化有良、恶性之说,但当疾病处于早期或是不典型征象时,要想达到精准诊断就比较困难了。这时只有通过穿刺活检,取某一组织在显微镜,甚至是在电镜下观察才能得到较为可靠的诊断依据,这才是"法官"的最后定案。

穿刺不同于手术大动干戈,而是一种微创的检查方法,只需夹一块小小的组织即可,事后遵从医嘱进行抗感染治疗,不影响工作与生活。因此,从根本上来讲患者大可不必过分担心。

为了使穿刺活检顺利进行,在拍片与穿刺活检时,患者最好在同一状态下进行,避免呼吸、移动产生距离上的偏差,尤其是在压迫时,尽可能地保持相同的压迫厚度,以减少失误。

坚持科学随访

如果在诊断上有模棱两可的情况,就要坚持随访。通常随访为3个月或是半年,仍以 X 线钼靶摄影为主,进行前后 2 次,或是多次的对照分析,观察病变有否改变。在高度怀疑时,有必要进行 CT、磁共振检查,以获得综合影像学资料。

对于已确诊为乳腺癌的患者,即便是手术过后也要进行随访。通常在手术早期,随访较为密切,且以 CT 检查为主。随着时间的推移,在没有特殊改变的情况下,可适当拉长随访间隔,改为 1 年 1 次。还可以根据患者的经济实力,进行 X 线胸片与 CT 检查的间隔随访。

第三节　微创,您选择了吗

全世界老年人口以每年 2.4% 的速度增长,目前全球人口 60 亿,老年人口数已达 6 亿,至 2025 年将上升到 10 亿,意味着 21 世纪人类全面进入老龄化。而我国老年人口绝对数为世界之冠,占全球老年人口的 22%,目前有老年人口约 1.3 亿,已于 2000 年迈入老龄化国家。有资料表明,其发病序列分别为心(包括高血压)、脑血管疾病,以及肿瘤等,而早诊断、早治疗,将减少致残率、死亡率。因此,应充分利用现代化医学影像设备无创、微创的优势针对老年疾病的特点进行最佳的医学影像学的诊断与治疗,以期改善和提高其生活质量。

无创性检查

冠心病是老年人的常见病、多发病,也是该年龄组常见的死亡原因。对冠心病进行早期诊断和治疗,对预防心脏病,改善预后具有重要意义。冠状动脉造影是诊断冠心病和评价各种治疗效果的“金标准”。然而,它是一种有创性检查,临床应用存在一定的危险性,且很少有患者在术后再行冠状动脉造影复查。因此,迫切需要寻找一种简便、无创伤性的血管成像技术。近年来,由于多排探测器CT的出现可以清晰地显示搭桥血管的数目、位置和有无闭塞和重度狭窄,对评价搭桥血管重度狭窄和闭塞的敏感性和特异性都比较高。不仅如此,它还可以清晰地显示冠状动脉的起源和走行异常,以及冠状动脉的异常扩张、单支冠状动脉和冠状动脉瘘等,对钙化的程度及面积进行定量分析。由于多排探测器CT冠状动脉血管成像技术是一种无创伤性检查,故可将其作为冠心病患者的一种筛选诊断方法,特别是对术后的患者进行检查更具价值。

此外,磁共振波谱学及其磁共振波谱成像代谢影像技术是测定体内化学代谢物唯一的一种无损伤性技术,并能用图像形式来表达机体代谢的信息。它能进行活体组织的代谢、生化研究及定量分析,近年来在帕金森病的代谢和诊断等研究领域取得一定的进展。有助于理解该类疾病的病理生理和评估药物、手术治疗效果。

早期与高效检查

随着寿命延长,老年人口比例的增加,老年性痴呆成为主要的公共卫生问题,是严重影响老年人健康及致残的主要疾病之一,其患病率随老年人口的增长在逐年上升。而临床上迄今尚没有能够逆转老年痴呆的治疗方法,但早期治疗能延迟病情进展,而局部脑萎缩、局部脑缺血程度与痴呆的严重程度及病程相关。

对于超早期溶栓是治疗急性脑梗死的有效方法之一,而治疗成功与否的关键在于脑梗死症状出现3小时内开始溶栓治疗,能在缺血组织发生不可逆损伤之前使血管再通,因而有利于神经功能的恢复。超过3小时溶栓,由于部分患者侧支循环差等原因,脑组织已出现不可逆损伤;或闭塞血管已再通,不仅使溶栓治疗后神经功能无明显改善,反而会增加出血的危险性,死亡率增加。随着磁共振成像技术的发展,磁共振弥散加权成像和磁共振血流灌注成像不仅可以超早期诊断脑梗死,明确缺血范围,判断血管是否再通以鉴别短暂性脑缺血发作;还可以排除颅内小灶出血,为溶栓治疗的筛选和判断预后提供影像学依据。

三维立体成像

颅内动脉瘤是引起自发性蛛网膜下腔出血最常见的原因,传统的脑血管造影虽然分辨力高、图像清晰,但具有一定的创伤性和危险性,且时间长、重复性差,不能作为一种筛选手段。自 1990 年首次应用螺旋 CT 扫描进行三维血管重建以来,已广泛应用于临床,其具有时间短、无创伤性、多角度观察、重复性好等优点,可清晰地显示动脉瘤瘤体、瘤颈及其和周围血管、组织结构的关系,利于手术方案的制订。甚至还可以利用透明技术,使血管内腔进行必要的显示。

由于纤维支气管镜检查会给患者造成痛苦,且有一定的禁忌证,而仿真支气管镜是一种无创伤的检查成像方法,可清晰地显示气管、支气管的解剖结构及腔内病变,可观察病变段以远的气管或(和)支气管的情况,从而为必要的外科治疗提供有益的指导,可用于术后随访等。因此,仿真支气管镜可作为纤维支气管镜的补充方法,并应成为部分纤维支气管镜禁忌证患者的首选方法,对部分伴气管、支气管严重狭窄而纤维支气管镜检查失败者,医学影像的仿真内镜应成为必需的选择。

随着检查技术的提高,许多无症状的结肠肿瘤得到诊断,CT 检查结肠是一种集先进的快速 CT 扫描和三维工作站图像后处理于一身的新技术,它的应用可望进一步提高病变早期检出率和肿瘤术前分期的准确性。尽管结肠内镜、钡剂检查和潜血试验的应用,早期结肠和息肉的检出率有了明显提高,结肠肿瘤的死亡率已有明显下降,但作为早期筛选的检查方法特异性和敏感性都受不同程度的限制。CT 检查结肠作为一种非侵入性检查方法,可以得到整个结肠的三维立体图像。在三维状态下可以模拟内窥镜功能连续观察结肠内壁的情况。也可鼠标旋转不同的方向和切割肠管,形成剖面,使病变最清晰地得以显示。结合多平面二维图像不仅可以评价肠腔内病变,而且对肿瘤病变的腔外浸润也能很好地评价,可准确地评价肿瘤的分期,对外科手术有较大的指导价值,对结肠息肉和结肠肿瘤均不失为一种理想的检查方法。特别对结肠内镜不易到达的升结肠和横结肠更有价值。

微创治疗

自 1977 年成功施行经皮冠状动脉腔内成形术以来,涌现出许多新技术,如冠状动脉腔内定向旋切术、旋磨术、激光成形术、支架术、超声成形术等。许多大规模临床试验表明新技术的应用拓宽了冠心病介入治疗的适应证,有效地减少手术并发症,提高即刻成功率和降低术后再狭窄率,安全性明显提高。如果说冠状动脉腔内成形术开创了冠心病治疗的新纪元,那么冠状动脉内支架置入技术的发展则提高了它的有效性及安全性,降低了老年冠心病患者的并发症。随着世界人口的"老龄化",老年冠心病患者逐年增多,接受冠心病介入治疗的老年冠心病患者的比例也随之上升。

对于老年人中晚期恶性肿瘤需要选择疗效好,并发症少且不良反应小的治疗方案,选择性动脉插管化疗灌注或(和)栓塞可提高肿瘤部位的药物浓度,增加对肿瘤的杀伤能力,有利于控制及缩小病灶,提高手术切除率,降低全身化疗不良反应。对不能接受手术的老年中晚期恶性肿瘤患者,选择性动脉插管化疗灌注或(和)栓塞是安全可靠、疗效肯定的姑息性治疗方法之一。

因此,不要看轻这小小的片子,它可应用于老年呼吸道感染、骨质疏松症、乳腺癌等几乎从头到脚的各类诊断,形成无创诊断、微创治疗,并从二维平面图像向三维立体影像发展,使静态图像与动态影像相结合,更加清晰、直观地显示病灶及组织功能,对围术期的诊疗提供了很好的导向作用。所以,从某种意义上说医学影像更适合于年老体弱的患者进行诊疗。

第四节 "第三者插足"的介入放射学

早在 1964 年一名叫 Dotter 的医生对一位因下肢溃烂用担架抬来的患者,在 X 线影像的监视下,用导管再通了患者的下肢狭窄,甚至是闭塞的血管,没几天这位患者的下肢居然奇迹般地康复了,并大摇大摆地走出了医院。当时,Dotter 医生既没有动用手术刀的外科治疗,也没有依赖于药物的内科治疗,就把患者治愈出院了,这究竟是一种什么神秘疗法? 一时间人们对这种"旁门左道"不予以认可,更悲惨的是这种治疗方法连一个名称都没有,人们不知道该如何去称呼这"后来的"的方法,更不用说其地位怎样了。直到三年后,一位名叫 Margulis 的医生首次将这种介于内、外科治疗之外的第三种治疗方法命名为 Interventional Radiology,即介入放射学。由此,这种强行"介入"的"第三者"便正式宣告"插足"成功,于是便开始了其艰难的"人身之旅"。

介入放射学由于是"第三者插足",所以刚开始并未被看好,甚至受到一些高傲的内、外科医生的强烈反对。但她并没有看轻自己,恰恰相反,她干起活来还就是特别谨慎呢。您看她找来了诸多帮忙的伙伴,如用来监视其行踪是否"规矩"的影像监视系统,包括 X 线、CT、磁共振、超声等医学影像设备;找来"堵嘴"的栓塞物,有颗粒、液体、机械性栓子、放射性微粒等;也有"软化"您起溶栓作用的尿激酶、链激酶等;她还担心软硬兼施鞭长莫及,于是又找来了血管造影导管、球囊导管、带漏口的球囊导管等;还怕您反抗,她又带上了各类扩张器械、内支撑器等以保持其良好的形象;最后,她再带上各类穿刺针,在血管处进行穿刺、插管,还可在非血管处到处钻,达到无孔不入的境地。

您看,一位突发胃部大出血的患者找到了她,她便利用血管进行穿刺,然后用导管在影像监控下插管,有选择地或是超选择性地进行血管造影,以了解病变部位、性质、范围、程度,再通过接近病变部位的血管内导管,将栓塞物有控制地、缓慢注入病变的供应血管内,使之发生闭塞,中断血供,以期达到控制出血。在栓塞过程中她始终不停地监视其导管的位置,栓塞结束后还要进行造影复查,观察栓塞效果。至此患者安然无恙了,可这对于她来说才是看家本领之一。同样,她还可以治疗外伤性出血、胃食管静脉曲张出血、肿瘤出血、溃疡出血、产后大出血等;还可以治疗血管性疾病,如动静脉畸形、动静脉瘘及动脉瘤等;还可以用于肿瘤的手术前栓塞以及姑息治疗,如超选择性子宫动脉栓塞治疗子宫肌瘤,甚至还可以达到消除患病器官功能,如内科性脾切除、肾切除,这些就是人们所说的血管栓塞术。

除此,患有脑梗死的患者因血栓形成造成脑部缺血时也可以去找她,她可以对脑动脉的斑块进行溶栓治疗,使血流在血管内畅通无阻,让营养滋润您的每一个脑细胞。同样,当您心肌缺血要想打通冠状动脉,以及股骨头缺血性坏死都可以去找她进行溶栓介入治疗。不仅如此,她还可以携带丝裂霉素-C、顺铂、阿霉素、氟尿嘧啶、长春新碱等犹如重磅炸弹的化疗药物,对原发性肺癌、原发性肝癌、胃癌等实施精确打击。在出血进行栓塞的同时,为了增加其治疗效果,可经导管灌注加压素使血管收缩,这些又是人们所说的药物灌注治疗。

当然"糖衣炮弹"并非万能,她就用导管等器械扩张或再通动脉粥样硬化或其他原因所致的血管狭窄或闭塞性病变,以致发展成为经皮血管腔内血管成形术。随着时间的推移,陆续出现了球囊血管成形术、激光血管成形术、粥样斑切除术、血管内支撑器等,并由原来仅用于肢体血管,扩展到内脏动脉,如肾动脉、冠状动脉;还从动脉发展至静脉,如扩张治疗腔静脉狭窄以及治疗人造血管、移植血管的狭窄或闭塞。一位患有门脉高压症的患者,她用导管经皮插入肝内静脉,穿刺门静脉分支,在肝静脉与门静脉之间放置支撑器,为门静脉里的血分洪泄流至体静脉,以达到缓解病情,这就是被誉为介入放射

学尖端的肝内门 - 体静脉分流术,也叫做 TIPSS 技术。

这位名不正、言不顺的"第三者"抑或是其正处在风华正茂的年青时期,抑或是人们向来就对"第三者"倍爱有加,以至于个个都盯上了她。您看,心脏瓣膜狭窄以往主要采取外科治疗,而今胸外科、心内科、影像科都抢她来为患者治疗,相继开展了二尖瓣成形术、肺动脉瓣成形术、主动脉瓣成形术;甚至就连脑外科、神经内科也可利用其进行诊疗,对脑部出血、梗死、动静脉畸形等也用介入放射学治疗取得良好的效果,由此出现了血管介入放射学的繁荣景象。

此外,非血管介入治疗也不甘落后,积极拉拢她,以致招来了"黏黏糊糊"、"作风不正"的桂冠。您瞧,一位老年人食管、胆系、气管支气管等发生狭窄,是腹部外科、胸外科的事,可现在采用球囊扩张和放置支撑器的方法治疗;腰椎间盘脱出原来属于骨科手术治疗,而今采用经皮椎间盘脱出切吸术取得良好的疗效。此外,还有经皮取石、输卵管再通、鼻泪管再通,以及胸部、肝、胰、肾、腹膜后等部位性质不明的病变可通过经皮针活检,以明确病变的性质,好让医生、患者及其家属下决心是手术还是不手术。

当然,"第三者"的她肯定也会引起周围的"不良反应",如器官动脉栓塞后,由于组织缺血,可引起疼痛、发热,还可有恶心、呕吐、反射性肠淤滞或麻痹性肠梗阻等,这些反应有人称之为栓塞后综合征。加上医学上的任何治疗方法都不是绝对的,因此还会有血管成形术的再狭窄问题、血管成形术时动脉壁撕裂穿孔等;管道狭窄扩张成形术的食管穿孔。或许是因为她毕竟太年轻了,说不定什么时候也会"惹祸",比如栓塞物误入正常血管,可造成正常器官的缺血、梗塞或坏死等;或是栓塞物被污染而发生感染;甚至造成患者站着进来,躺着出去。

虽然如此,介入放射学就是医学影像加上微创外科,是在医学影像设备监视导向下,利用较小的创伤手段,达到诊断和治疗为目的的医疗手段的总称,具有微创性、可重复性、定位准、疗效高、见效快、并发症少、恢复快的特征。她在我国开展虽迟,但发展迅猛,尤其是进入 21 世纪,已有数千家医院开展了介入放射学,目前已接近或赶上了国际先进水平,使单纯以诊断为目的辅助科室——放射科,发展成为集诊断与治疗为一体的大型临床医学影像科室。而今,人们把 1964 年 Dotter 完成的那例下肢动脉成形术作为介入放射学的里程碑,Dotter 医师因此项技术及后来的系列创造性的工作而被誉为"介入放射学之父"。

第五节　CT 引导下的肺穿刺

老张近来总觉得胸部有些隐痛,X 线片示左下肺有一圆形阴影,是炎症,结核还是肿瘤? 医生很难定性。经痰细胞学检查、超声波及纤维支气管镜等多项检查也未能确诊。于是医生开了一张做 CT 引导下肺穿刺的申请单给患者。老张问医生,什么是 CT 引导下肺穿刺,有没有危险呀?

什么是 CT 肺穿刺? CT 肺穿刺是呼吸系统疾病确诊的重要方法,是在 CT 引导下,利用细针经皮对肺部肿块进行胸部穿刺、活检,吸取该部位一定量的组织进行检查,以获得其病变的定性诊断的一项介入诊断方法。它导向准确,适用于诊断不明的肺内结节、肿块病变,以及已知为恶性病变,但组织类型不明者。有的专家认为其诊断正确率为 89%;细胞学诊断对肺部恶性病变的诊断正确性高,为 91%;组织学诊断对肺部良性病变的准确性高,为 84%。此法的并发症很少,因此是安全有效的诊断方法。

患者术前需做哪些准备呢? 首先患者在术前 4~6 小时禁食,避免患者术中呕吐,污染或影响手术的进行。如患者有咳嗽现象,应在术前治疗控制后,否则不能做穿刺。此外,对于患者特别要注意的是一定要遵照医生的指令进行吸气、屏气、浅呼吸,以避免因呼吸而使肺内肿块上下运动造成穿刺不准,影响诊断效果。

当然,CT 引导下肺穿具有创伤性,可能会产生气胸、胸膜腔出血或感染,以及癌细胞沿针道播散等并发症,其中气胸并发率为 10%,且操作程序较超声导向复杂,故应严格掌握检查适应证,不可滥用,必须在其他非创伤性手段不能确诊的情况下才考虑进行。为此,医生操作完毕,还为老张专门做了 CT 扫描,观察其是否有血气胸。没有后医生叫老张躺在平车上,由医护人员将他送回到病床上,并一再嘱咐他不要用力咳嗽,要躺在床上休息 12~24 小时,严密观察 2~4 小时,观察血压、脉搏和呼吸,发现呼吸困难应立即报告医生,还为他挂上一瓶水消炎。

没几天,检查结果出来了,让老张喜出望外的是原来是结核球,多天来一直笼罩在老张全家心头上的一片阴云最终烟消云散了。这不,他这几天逢人便说,幸亏做了 CT 肺穿刺,否则不就白白挨了一刀吗?

第六节　走进微创病房

人们都见过医院的病房,大凡有内科病房、外科病房、妇产科病房、儿科病房等,而对各大医院设立的介入病房却了解甚少。更想不到的是,其中的介入治疗已经同内科、外科并列为医学的三大治疗手段,并成立微创中心,或是微创科室。那么,住进微创病房究竟能为您治疗哪些疾病呢?为此,让我们一起进去看看吧。

大部分的微创治疗是在医学影像设备的引导下,比如数字减影血管造影(DSA)、CT、超声,甚至磁共振等,通过一些特种器材,如穿刺针、导管导丝、探头等,进行患者的体外操作来达到治疗的目的。它具有不开刀、损伤小、恢复快、效果好的优点,特别适用于那些内科药物治疗无效,而又不能,或者是不宜以及患者不愿意接受的外科手术治疗的疾病。它既不同于内科的"吃药打针",也不同于外科的"开刀手术",体现了微创、高效的特点。

那么,微创治疗主要适用于哪些疾病呢? 微创治疗最常采用的是介入治疗,它在恶性肿瘤方面主要适用于肝癌、肺癌、胃癌、肠癌、胰腺癌、骨肿瘤、肾癌等,在良性肿瘤方面适用于肝血管瘤、肝肾囊肿、子宫肌瘤等,以及因肿瘤所致的腔道狭窄,如良恶性食管、气管狭窄及食管瘘,良恶性胆道梗阻(梗阻性黄疸)支架治疗。在非肿瘤类疾病方面,包括骨与关节疾病,如股骨头缺血性坏死、椎体血管瘤、骨质疏松症等引起的椎体压缩性骨折及椎体转移性肿瘤、腰椎间盘突出症等;血管性病变,包括各种原因引起的血管狭窄、阻塞、动脉瘤、动静脉瘘及血管瘤、静脉血栓等;非血管性疾病,包括输卵管再通术、外科术后所致的吻合口瘢痕狭窄、胃造瘘等;出血性疾病,包括动脉性消化道出血(呕血、便血),肺部疾病引起的咯血,肝脾肾等脏器出血……

而介入治疗通常采用数字减影血管造影,也就通常所说的 DSA。例如对于肝右叶的巨块型肝癌,大约有 $10cm \times 10cm$,已失去了手术机会。经肝动脉直接将碘油化疗药物注入肿瘤局部并栓塞肿瘤供血动脉,切断肿瘤的营养运输,将肿瘤饿死。就是这样,有的原发性肝癌介入治疗后生存期最长者已达 10 年以上。

介入治疗不仅有利于恶性肿瘤的治疗,而且对良性肿瘤也有疗效。子宫肌瘤的介入治疗就是其中的 1 种,它是将导管超选择插入双侧子宫动脉后再注入栓塞或硬化剂,它具有创伤小、恢复快、费用省、效果好,可保留子宫、不影响生育等优点。比如一个巨大的子宫肌瘤,大约 $10cm \times 8cm$,介入治疗后 2 个月复查肌瘤明显缩小,1 年后这位患者怀孕顺产。而对于 1 位双侧输卵管完全阻塞的患者来讲,经输卵管再通术的介入治疗后,输卵管全段显影,表明通畅,该患者半年后怀孕。

再比如,肝硬化这是大家所熟知的,它可造成门脉高压,易并发消化道出血、腹水、胃肠病、脾肿大和脾功能亢进等,介入治疗可有效控制上述并发症。对于食管胃底静脉曲张,门静脉及分支增粗的患者,当支架植入治疗后,静脉曲张消失,消化道出血停止、腹水消退。

有位 15 岁的女体操运动员,因左髋部外伤后疼痛 3 年,加重伴跛行 1 年入院,X 线片显示股骨头负重关节面轻度塌陷,关节间隙狭窄。经介入治疗 1 次后,疼痛消失;3 次治疗后功能康复,现已正常上学。股骨头坏死多称股骨头缺血性或是无菌性坏死,如早期误诊或治疗不及时致使股骨头逐渐塌陷、关节间隙变窄,最后导致患者髋关节功能障碍而致残、致瘫。患者在遭受生理病痛的同时,还要承受心理创伤的煎熬,给家庭、单位和社会增添沉重的负担。股骨头坏死的病因约 60 多种,其中以滥用激素药物、过量饮酒、局部创伤多见。本病共同的核心问题是各种原因引起的股骨头的血液循环障碍而导致骨细胞缺血、变性和坏死。而早期选择介入治疗可尽快恢复股骨头的正常血运,阻断病情进一步恶化,有效避免股骨头塌陷。当然,年轻人还是少喝点酒为好,当心您的股骨头哦。

对于血管,可通过介入技术对各类血管狭窄或动脉瘤及动静脉瘘等进行治疗,对血管狭窄进行球囊导管扩张术及血管内支架置放术,对动静脉瘘或动静脉畸形施行畸形血管栓塞术等。您瞧,这张动脉造影显示右髂总动脉闭塞,血栓形成。介入治疗后 1 个月,髂动脉通畅,血运恢复正常。这又是 1 例患者,患肾性高血压,动脉造影显示左肾动脉分支狭窄 95%,内支架植入术后,血压和肾功能降至正常。不仅如此,对于全身各处各种原因所致的大出血,介入治疗也有办法。如支气管扩张大咯血、鼻出血、产后大出血、骨盆骨折大出血、消化道出血等,可采用血管内介入栓塞止血,达到诊断和治疗兼得的目的。您再看,对于支气管扩张大咯血的患者,动脉造影显示右支气管动脉对比剂外溢,说明有出血,经支气管动脉栓塞术后咯血立即停止,真叫立竿见影。

介入治疗不仅仅在血管方面发挥了作用,而且对非血管性疾病也有一定的办法。这张照片显示食管恶性梗阻,可见食管上段对比剂通过困难。这可以在食管狭窄处放置支架,食管恢复通畅,可正常进食。同样,对于胆管癌的患者,经皮经肝胆道造影发现胆总管下段阻塞,胆道支架植入术后,胆总管恢复通畅,黄疸消退。

介入治疗在骨关节病变方面也能一展身手。1 位腰痛患者,CT片显示肺癌伴第 2 腰椎椎体转移,行椎体成形术,在椎体缺损处用骨水泥填充,提高脊柱的稳定性,预防椎体塌陷的发生或进展,腰痛完全缓解。这就是神奇的微创病房,可以治疗多种疾病,难怪能与内科、外科并驾齐驱。

不仅如此,治疗肿瘤还有新式武器——氩氦刀。它是通过冷冻、加热双重功能促使肿瘤细胞坏死,刺激机体产生抗肿瘤抗体,提高自身免疫力。主要适用于治疗原发性和转移性肝癌、肺癌、胰腺癌、乳腺癌、脑胶质瘤、腹壁肿瘤等。虽说它具有成功率高、损伤小、治疗彻底、不良反应轻、恢复快的优点,但不是什么肿瘤都能采用氩氦刀治疗的,如食管癌、胃癌、小肠、结肠肿瘤,这些肿瘤坏死易造成消化道穿孔。同样,微创治疗也有它的并发症,如疼痛、发热、恶心、呕吐,甚至会和外科手术一样造成死亡,这就是与死亡共舞的介入放射学,这就是实实在在的微创病房。因此,在您填写介入手术志愿书时一定要权衡利弊,在经济与价值之间作出决断。

第七节　对比剂不良反应的预防

对比剂的不良反应

对比剂不良反应的性质、程度及发生率,一方面取决于对比剂本身的内在因素,如对比剂的渗透性、电荷、分子结构等;另一方面是外在因素,如注入对比剂的剂量、部位、患者的高危因素及造影方法等。对比剂过敏反应轻则引起荨麻疹、哮喘、恶心呕吐等临床症状,严重者可发生过敏性休克。

过敏反应一般可在注射对比剂后立即出现,也可在几小时后出现,发病急促者往往都较严重。根据统计,60%~70% 严重反应在开始注射后 5 分钟以内出现;80%~90% 在 10 分钟以内出现;而非离子型对比剂不良反应发生时间有所延缓,29% 的不良反应发生于 15 分钟以内;71% 发生于 25 分钟至 72 小时。因此,对于需要静脉注射对比剂进行检查的患者来说,在检查完毕后,需留观 15~30 分钟方能离开,以防不测。为此,医学影像科事先已为患者准备好必要的急救药品、氧气吸入装置、吸引器、除颤器等药械装置等。

过敏反应的高危人群

使用对比剂的高危人群为:年龄小于 1 岁或大于 50~60 岁;以前有对比剂反应;过敏及(或)哮喘;肝肾功能不良、重症甲状腺病、糖尿病、心脏疾患的患者;有焦虑症的患者;极度衰竭的患者等。对有高危因素的患者,最好不要注射碘对比剂,若必须注射时,一定要提高警惕,加强预防措施,如需要造影者术前 4 小时禁食,有家人陪同,甚至医生还会让患者及其家人同时签订造影知情同意书。

碘过敏试验

常用的碘过敏试验有多种方法,其中以静脉注射试验常用,也最可靠。它是将同一品种对比剂以 1 毫升缓慢注入静脉,观察 15 分钟,如出现恶心、呕吐、头晕、荨麻疹、心慌、气急等症状者属阳性反应,严重者出现休克。

应该注意碘过敏试验本身也可导致严重的不良反应,其结果只具有参考价值,因为阴性结果也存在着发生严重反应的可能性,阳性结果不一定发生过敏反应,也不能预示发生反应的严重程度。有时碘过敏发生迟发反应,即造影后数日出现症状轻重不等的过敏反应,故目前大多采用较为先进的非离子型对比剂,大幅度地降低了过敏反应发生的可能性,所以通常不做碘过敏试验。

过敏反应的预防

碘类对比剂使用得当,绝大多数反应是可以预防或得以减轻的。通常的预防措施有:医生会询问您以往有无过敏或药物过敏史,特别是在吃海产品时有否发生过敏,您要如实回答。医生会根据造影部位、方法的不同,选择适当的对比剂,及对比剂的浓度和剂量等。

过敏反应的急救

在注射对比剂时要密切注意自身反应,在过敏的大部分患者中往往也就是一过性的热感,或是偶尔有几颗米粒大小的风疹块,通常不需要处理。对于严重危及生命的不良反应,医生往往会进行现场抢救的同时,急邀有关科室共同抢救,抢救原则为:首先心肺复苏,立即进行维持基础生命的 C、A、B、D:C-circulation:有效的心外按摩;A-airway:保持气道通畅,防止舌后坠,防止呕吐物造成窒息。具体方法有:头后仰,气管插管;B-breathing:口对口进行人工呼吸;D-drags:采用肾上腺素。在以上急救复苏的基础上,医生还会采取:立即给氧;使用肾上腺素;输液;用组胺拮抗剂;升压药,用血管收缩剂;对症处理等。所以说,这就是在造影检查注射对比剂前为什么禁食 4 小时的原因。

当然,不是说只有静脉注射对比剂才会有不良反应,就是口服大量对比剂也同样会产生不良反应。对于心力衰竭的患者,为防范心脏负担增加,禁服大量低渗溶液;腹泻患者如服用大量等渗溶液,亦应谨慎小心。

第八节 合理选择与使用对比剂

目前大部分市场存在两种对比剂,一种是离子型对比剂,另一种是非离子型对比剂。后者在前些年基本由国外垄断生产,只是近几年国产非离子型对比剂才刚刚问世。非离子型对比剂的优点在于，它在溶液中不分解成离子，不参与机体的代谢过程，所以具有水溶性和弥散力强的优点。加之其不带电荷，因此不干扰人体的电平衡，也不和钙离子发生作用，所以不影响血钙浓度，从而避免了由于钙浓度变化而引起的不良反应。在溶液中它的低蛋白质结合率，具有低渗透压、低化学毒性、低黏度和吸收快等优点，从而增强了组织对对比剂的耐受性，很少发生离子型对比剂易发生的严重不良反应。同时，对血-脑屏障的影响也极少。在影像质量方面，可获得高对比的影像。

那么，对比剂常见的不良反应有哪些呢？有全身温热不适感、头痛、头晕、恶心、呕吐、发热、胸闷、荨麻疹、寒战、低血压以及呼吸困难，其中全身温热不适感最为常见。一般专家将对比剂所致的不良反应分为三度，轻度反应：潮红、头昏、头痛、恶心、呕吐、轻度心悸、流泪、局部风疹块，这类患者大都不需要治疗。中度反应：严重呕吐、全身风疹块、轻度支气管痉挛、轻度面部或喉头水肿、胸痛、腹痛，一般需要治疗。重度反应：休克、惊厥、昏迷、重度喉头水肿或支气管痉挛，需及时抢救或住院治疗。

根据目前比较一致的看法，具有高危因素的人群发生不良反应的机会是普通人群的2~10倍。那么，什么是高危因素？它是指对对比剂有过敏史的患者，以及对于其他药物、食物有过敏史，哮喘，肾功能障碍，心脏病，肺、支气管疾患，糖尿病，多发性骨髓瘤，失水状态，婴儿及老人等。也正是这些具有高危因素的患者，以先前有碘过敏病史、冠心病和哮喘患者发生的不良反应较重。为此，有专家推荐在高危人群中和有选择地在普通人群中使用非离子型对比剂。所以，在您的亲朋好友中如果需要做造影检查时，有属于这一部分人群的您最好采用非离子型对比剂，以避免不必要的麻烦。

当然，这里并不是说离子型对比剂不好。一般来说，对比剂应该是安全、可靠，不会发生过敏反应的，但由于检查需要，静脉注射的速度必须快,且对比剂在短期内就需达到较高的浓度,加之剂量大,又存在着个体差异。因此,有极少数特异体质的患者可能发生轻重不同的过敏反应,严重的会发生过敏性休克,甚至突然死亡。尽管采取各种预防和抢救措施,发生意外也是在所难免的。通常其最常见的不良反应是热感和潮红,它虽然不是严重的反应,却能引起患者的不适和烦躁不安,某些敏感者甚至不能配合医务人员进行检查,使检查半途而废。而非离子型对比剂能减少这种不良感觉,给患者和医务人员带来方便。不过,必须指出的是,即使是非离子型对比剂,仍有严重不良反应发生的可能,在使用时仍需密切观察患者,及时发现,及时处理。造影后大量饮水可以有效地预防造影后不良反应的发生。

第九节　特殊患者在注射对比剂前需注意哪些问题

对于 X 线摄影检查及 CT 检查,常会因其组织结构之间反差不大,或为了充分显示组织结构、病灶特点,必须引进一种特殊的物质加以区分,或突出组织结构、病灶特点,以便达到早发现、早诊断、早治疗,我们把这类物质称作对比剂。通常应用最多的要数碘对比剂了,然而,作为对比剂在带来优势的前提下,也存在其不足,即不良反应,它轻则引起人们面部潮红、荨麻疹,重则危及生命。

那么,人们对这种不良反应是否束手无策呢? 答曰:非也。为了减少对比剂不良反应发生的可能性,要注意以下问题,比如您在吃海带、紫菜、鱼虾是否有过敏史,特别是两种以上的过敏史;您是否存在甲状腺功能亢进、甲状腺功能减退、哮喘、肾功能不全、心衰、低甲血症等。

对于甲状腺功能亢进患者注射含碘对比剂后 2 个月内避免甲状腺核素碘成像检查,如果是糖尿病患者服用二甲双胍需在检查前后停药 24 小时,特别是肾毒性药物至少停用 24 小时再使用对比剂。在使用对比剂时,避免使用甘露醇和利尿药,尤其是髓襻利尿药。对于骨髓瘤患者在使用碘对比剂前、后必须充分补液、水化。尽量避免短时间内重复使用诊断剂量的碘对比剂，如果确有必要重复使用，建议 2 次碘对比剂重复使用间隔时间≥7d。不推荐、不建议将使用碘对比剂与血液透析和（或）腹膜透析时间相关联。

当然，在您把握不准时可以咨询相关科室的专科医师，如内分泌科、肾脏内科等。

第十节　注射对比剂要适量多饮水

当您来到医学影像科进行医学影像的相关检查时，可能会进行各类造影或做 CT 增强检查，医生会给您体内注射一种对比剂，以便使图像更能全面、直观地反映组织、结构、病灶特点。然而，对比剂具有一定的毒性，普通人在检查后需适量多饮水，而高危人群则要进行"医疗补水"。

这里所说的高危人群主要指 70 岁以上的老人或婴幼儿、糖尿病患者和肾功能异常的患者。而"医疗补水"是一个医学术语，患者在做血管造影特别是在放支架等介入治疗检查前几个小时，医生会为您根据需要先输入一定量的葡萄糖或生理盐水，用量在 1000 毫升左右，这个过程就叫"医疗补水"，也称"水化"。

做完造影检查后，需要给患者再次"水化"来补充液体。这样可降低血液黏稠度，增加肾脏血流，加强代谢，促使对比剂排出，以减少对比剂发生不良反应的可能。

可能人们要问，既然补水能达到稀释血液、促进代谢的作用，那么直接喝水不是更方便吗？多喝水是会促进代谢，但造影检查前通常不主张喝水，以免患者出现对比剂过敏反应后，因呕吐等不适造成窒息，起到适得其反的作用。

检查结束后，患者可多饮水促进代谢，但也不提倡喝得太多，过多喝水会造成腹胀等不适。如果肾功能代谢不好，喝水多还容易造成水肿,引起水和电解质失衡,实际上也是在增加肾脏的负担。肾功能不好、有高血压、糖尿病的患者,饮水只要比平时正常饮水量多喝一半即可。

除补充水分,造影检查后还可多吃流食或清淡的食物,多食五谷杂粮、蔬菜和水果,少食多餐。

为降低对比剂不良反应的发生率,在注射对比剂前有必要对患者的危险因素进行评估,属于过敏体质,尤其是对海鲜过敏的人,检查前要向医生说明。

第十一节　准妈妈,视屏作业每周莫超过 20 小时

长时间从事视屏作业的不良体位,会使盆腔局部血液循环不畅,易发生月经不调,也不利于胎儿的发育。

如今,从事计算机视屏显示终端操作工作的人越来越多,这些人被称为视屏作业人员,其中女性占有相当的比例。她们在银行、政府部门、邮局、学校、医院、报刊社等企、事业单位中从事视屏作业,每天与电脑、仪器显示屏亲密接触。有的女性已从事视屏作业工龄数年,且每天连续操作数小时,甚至妊娠期间也不脱离视屏作业。而且在现代信息科技高度发达的今天,即使不是从事视屏作业的女性也会经常上网查阅资料、网上聊天等,每周实际接触视屏作业时间已不少于 10 小时。

这种环境是否会影响女性生殖功能,尤其是增加妊娠阶段的风险,一直是女性和家属关心的问题。要回答这个问题,对操作者实际工作或生活环境中电磁场的强度进行评估非常重要。一般来说,视屏作业产生的电磁辐射对操作者本身 DNA 的损伤不明显,但可能引起子代胚胎组织 DNA 的损伤。虽然各项视屏作业所产生的电磁辐射均不超过各自的卫生标准,对人体可能不是一种有害的辐射源,但极低频电磁场、长期小剂量接触视屏作业电磁辐射是否会增加不良

妊娠结局的发生率,还有待于进一步研究。

在视屏作业中,女性和家属常常忽视了辐射以外的其他问题,而这些问题对生殖功能的影响其实比电磁辐射更明确,长时间从事视屏作业的不良体位,会使盆腔局部血液循环不畅,易发生月经不调,也不利于胎儿发育。加之在机械重复的高强度工作中为避免差错,操作者必须思想高度集中,长期的精神紧张易引起身心疲劳,这也可能增加自然流产的发生率。

为此,国内外对视屏作业的女性与不从事视屏作业的女性进行了全面、系统的对照研究。结果发现:很多与生殖功能有关疾病的发生率,前者均明显高于后者,尤其是妊高征、妊娠合并贫血、妊娠剧吐、先兆流产、自然流产、过期产、早产、死胎死产、经期异常和痛经。低体重儿、先天缺陷、新生儿死亡的发生率,两者无显著性差异。视屏作业女性月经异常的发生率,与从事视屏作业的工龄似乎并没有明显的关联。

无论如何,视屏作业中的综合因素的影响是不容忽视的。在此专家建议:为保护母婴的身心健康,对妊娠期妇女,特别是在孕期前3个月,以不接触或少接触视屏作业为好,具体可行的办法是申请调离高强度的视屏作业岗位,改变在电脑前端坐长时间阅读的习惯,尽量将需要动脑筋的文件打印下来再工作,戒除网上聊天、购物、漫游的嗜好。如果必须从事视屏作业,每周最好不超过 20 小时或增加工间休息,每 20 分钟或是半个小时起来走走、动动,喝喝茶水,这些对母婴健康来说,都是可取的保护措施。

第十二节　深色能防紫外线吗

近年来,随着夏季的炎热高温,一些厂家相继推出一批批所谓防紫外线的深色太阳伞,吸引了众多的顾客,尤其是女士。但却有更多的人纳闷了:这怎么可能呢? 应该用浅颜色才好,这样可反光,散发热量;深色不是反而吸热了吗？其实,能否阻挡紫外线的辐射不是取决于它是什么颜色,而是取决于厂家所使用的材料,看它是否能够阻挡紫外线的穿透,能否吸收紫外线的波长。

通常所说的光波由红外线、可见光、紫外线组成,可见光位于红外线、紫外线之间,但红外线波长相对于它们而言较长,紫外线较短,波长越短其穿透物质的能力越强。用各种不同颜色的材料可以遮挡部分可见光,比如各类有色眼镜、家庭或汽车上所使用的各种有色玻璃,但能否防紫外线的辐射,就看它是否能穿透,这也是目前市场上许多太阳眼镜不过关的地方。

这让我们想起了医院 X 线的防护,被用于医学诊断的 X 线,因为它具有物理效应、化学效应、生物效应,穿透物质的能力强,可造成生物细胞的抑制、损伤甚至坏死。所以,当您走进医院的放射科时,其周围的墙可非同一般,造价昂贵,这里面都有铅板保护着您,以免除 X 线的辐射,也就是说您处在一个"戒备森严"的铜墙铁壁的堡垒之中,且都经过卫生部门检测无 X 线漏射才发给许可证经营。

防紫外线也是同样的道理,只不过它的波长比 X 线要长,穿透力要弱得多。所以,每当春暖花开之季,大人都会怀抱婴儿出来晒晒太阳,以促进其生长发育,医院里也可用它进行杀菌,便于手术室、治疗室的无菌操作。当然,强烈的紫外线,尤其是在烈日当头的夏季,由于个人体质的差异,会引起程度不等的不良反应,甚至会诱发皮肤癌。所以,在您买有关防紫外线的太阳伞或是太阳眼镜时,决不能不假思索地听推销商信口开河,更不能想当然。这就像前一阵子时髦纳米技术一样,有的厂家就连什么是纳米都没搞清,更不用说是否具备使用纳米技术的能力,往往某些厂家为了推销的目的打着高新技术的幌子,到处招摇撞骗。当然,这里无意否认一切,只是为广大的消费者提个醒,在市场经济面前更要慧眼识金,谨防假冒!

第十三节　午夜电话谈辐射

随着一阵电话铃响,我知道,这是一位老同学打来的,白天他约我晚上在家电话有要事商量,也没说是什么事就把电话给挂了。这不,电话铃响了,肯定有什么难言之隐。

一阵寒暄之后,老同学倒出了事由,"我太太怀孕了,可她开始并不知道,昨天一不小心把脚扭了,拍了一张X线片,这对小孩有没有影响? 您是搞放射的,想听听你的意见,小孩要不要打掉? "

"这个问题比较难回答。现在生活条件好了,放射诊断、放射治疗和核医学已得到相当广泛的普及,就在造福人类的同时,辐射危害也在增加。有报道,我国医用辐射源照射约占公众所受人工电离辐射照射的90%,医用辐射成为公众接受人工电离辐射的主要来源。"

"你还是直截了当吧。"老同学急不可耐了。

"一般来说,拍摄一张X线片或是做一次CT检查所受照射剂量不是很大,但辐射诱发致癌及对遗传的影响却是没有剂量阈值的,对照研究表明,X线组所致自然流产率、新生儿死亡、致畸等均显著高于对照组。"

"那就是有害啦? "

"这很难说。我们通常所说的辐射危害有两种,一种是直接辐射所引起的,就像你太太那样X线直接照射脚,但照脚的X线剂量很低,只要是在正常允许值范围内我想就应该没事,况且它不是直接照射子宫、卵巢的腹部检查,其放射剂量相对不高;第二种是由散射线所引起的,它与距离的平方成反比,更何况你太太也是极为难得的一次,再加上医生会把X线的照射范围开到最小,并采用了先进的X线数字成像,我想应该没太大的问题。同时,医生还给你太太用铅衣对胎儿进行了必要的防护。"

"是的,是的,医生给我太太穿了一件很重很重的衣服,说是用铅做的衣服,用它可以阻挡 X 线对人体的辐射,对胎儿进行必要的防护。顺便问一下,做 CT 有没有关系?"

"当然有关系。CT 是 X 线计算机断层扫描的简称,因此妇女要做 CT 检查时也要受到 X 线的辐射。有人说:妇女进行腹部或骨盆 CT 造影时,子宫受照剂量要比常规 X 线诊断分别高 5~7 倍或 9~12 倍,而骨髓受照剂量要分别高 16~23 倍或 30~43 倍。由此可见,CT 检查受照剂量比常规 X 线诊断几乎高一个数量级。因此,对于育龄妇女、孕妇及婴幼儿要尽量避免首选 CT 检查。当然,话又说回来,这个剂量与诊断疾病所需要的价值相比仍是微不足道的,但对孕妇来讲要禁用。"

"磁共振呢?"老同学问道。

"至今还没有明确发现磁共振对人体的伤害,不过却有不少禁忌证,如装有心脏起搏器的、身上有弹片的、手术时有金属植入物的,以及妇女做骨盆时要取出避孕环等,还有幽闭恐惧症和许多其他心理问题,包括压抑、焦虑的都禁做,对 3 个月以内的胎儿来讲也是禁用的。"

"既然没有危害下次就做磁共振。"老同学高兴地说道。

"那可不行"我答道,"各项仪器都有它的检查范围,您要把自己的病情给医生讲清楚,医生会为您选择最佳方法的。"

第十四节　有一种"光"您少沾为妙

来自英国伦敦的小伙子约翰因胸闷、咳嗽到某家大医院做 X 线摄影检查,由于医院没有为患者做 X 线检查的防护措施,约翰愤然离去。媒体披露的这一事件,再次引起了我们对"吃线"危害的重视。那么,除了医院为患者提供相关的防护措施外,作为患者又应该如何少"沾光"呢?

带全所有资料,避免重复检查

目前,各家医院的检查手段越来越多,有时另一家医院会要求您做重复的检查,这样的"互不认可"既浪费了您的时间、金钱,又使您多吃了一次 X 线,怎么办呢? 首先,您去看病时必须将以前的所有资料都带齐,并按时间顺序、分门别类地整理好给医生看。倘若医生提出重复检查时,您可挂一个放射科或是医学影像科的号,去那里再听听专科医生的意见,问问是否有必要进行重复检查。当然,如果没有特殊情况,尽量不要频繁地更换医院。

倘若是孕妇,要避免辐射。一般来说,拍摄 1 张 X 线片所受照射剂量不是很大,但辐射诱发致癌及对遗传的影响却是没有剂量阈值的,对照研究表明,X 线组所致自然流产率、新生儿死亡、致畸等均显著高于对照组。这样看来,应该避免孕妇的 X 线辐射。

那么,做 CT 检查有没有关系呢? 答案是肯定的。CT 是 X 线计算机断层扫描的简称,因此孕妇要做 CT 检查时也要受到 X 线的辐射。有资料表明,CT 检查受照剂量比常规 X 线诊断几乎高一个数量级。因此,孕妇应避免做 CT 检查。

患者家属的防护

在给婴幼儿及神志不清的患者进行检查时,医生会请家属配合一下。在配合时不能将您的头、手等暴露在照片之内,因为这样挡住患者的检查不说,您还多吃了一次 X 线。家属还要穿戴必要的防护设备,如防护铅衣、手套、眼睛、围脖、铅帽等进行屏蔽防护;在没有防护设备的条件下,您要尽可能地站在远离 X 线源的地方,以减少 X 线的散射线对您的辐射。同时,注意缩短在辐射场所的停留时间。

第十五节　X线拍片的几种误区

拍X线片是最常见的一种影像学检查。可在这看似简单平常的检查过程中,患者存在的一些错误观念还真不少。作为一名在放射科工作多年的医生,笔者对此深有感触,很有必要指出某些错误观念,提请大家注意。

误区一:"候诊时站到检查室内"

进入医学影像科的患者可远没有刚才在门诊看医生排队时那么"老实",可能是前后排的队太多、时间太长,致使患者一来就恨不得马上检查,不管其前后是否有危、急、重症患者,也不管里边是男患者还是女患者硬是要站在检查室内,殷切地期望"下一位"便是自己。殊不知这看不见的X线,特别是散射线对人体具有穿透作用和电离效应,使人体产生生物学方面的改变(即生物效应),加之空气中放射性灰尘等对人体是一种损害,尤其是对小孩则更是如此。所以,患者候诊"越位"时,有责任感的医生都会好言相劝,"请您在门外的椅子上静候",这时您可不要错误地臆断这是医生在故意"赶"您。

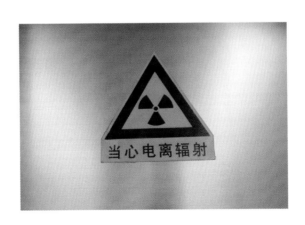

误区二："不是金属不碍事"

随着人们就医知识的不断提高，逐步认识到凡有碍X线穿透的，如金属纽扣、拉链、文胸、耳环、项链、发卡、玉佩等都会在医生的提醒下一一去除，患者一般也愿意配合。然而在有些情况下患者就不那么愿意合作了。而当一位年轻的母亲带着感冒发烧的宝宝前来拍X线平片时，说什么都不愿意让小孩脱去衣物，认为不是金属不碍事。其结果使本来就难以诊断的小孩胸片，又因其前后几件毛线衣的干扰留下了重重伪影，最终她所等来的报告只有生硬的两个字：重照！相类似的还有护膝、腰围、膏药、棉被以及衣服上的油漆图案等。所以，当您躺在摄影床上，去除盖的被子后，还不要忘记拿掉垫在下面的被子哟，更不能因为是急诊恨不得把担架都抬到摄影床上去。

误区三："只要能看就行"

一位车祸小腿骨折的患者因疼痛难忍，医学影像科医生却要给他摆出这样或那样的姿势，他都不配合，认为只要拍了能看清有否骨折就行了。其实不然，医生给您进行正、侧位的体位设计，其目的不仅仅只看有否骨折，更主要的还要看其骨折端是凸向前还是凸向后，是凸向左还是凸向右，或是螺旋骨折等，这样便于骨科医生对您骨折端的愈后，是手法复位还是手术复位以及如何复位都有一个清楚的认识，更有利于骨折端对位、对线、对轴，而不至于愈后产生畸形及后遗症。如果拍出的X线片既不正又不侧，医生就很难把握了。因此，为了让您少受苦，避免重拍，您要遵照医生的指令完成一张标准的X线照片。同样，脊椎正侧位、胸部正侧位时一定要稍稍坚持照它一张标准像。相反，让您拍腰椎斜位看椎弓根有否骨折时，您同样要在医生的帮助下斜到位，诸如此类的还有看肋骨骨折，或是看心脏的胸部斜位，看脑部供血不足的颈椎斜位、看上颌窦的37度位、看额窦的23度位、看有否中耳炎的双45度位等，更有的还要加照切线位，甚至是对侧,您都得好好配合才行。

误区四:"人体都有两个侧面"

拍 X 线照片不像通常人们所用的照相机,拍左边颜面部时就看不到右边,而 X 线具有穿透作用,是看其内部实质性内容。因此,当拍四肢骨、脊椎的侧位时就是一个位置便可以了。有时患者硬嚷着要拍另一个侧面,这不像肺分为左肺与右肺,所以一旦哪边有病就得哪边靠片,其目的就是使病变侧能更清晰地显示在 X 线照片上,以减小放大。同样,用于头颅也有左右侧位之分。相反,当您怀疑手指,或脚趾骨折去医学影像科拍片时,医生却给您申请的是正、斜位片,就连一个侧位都没有,这又是为什么呢? 您想想看,倘若拍侧位,几个指头或趾头都重叠在一起,这还能看些什么呢?

误区五:"拍的范围越大越好"

一位自述"脚痛"的患者来到医学影像科拍片,可等医生为其拍好后他却说不对,原来他所说的"脚"是医学上所说的踝关节,而对于这两个部位的拍法则大相径庭,不是人们所想象的顺带一下一起拍摄。因此,其一,在您说不清人体医学部位时最好的办法就是指给医生看,不要想当然,造成医生的误解。其二,在指点时要精确,明明是颈椎的问题,说什么都得照一下头才放心,更有甚者恨不得从头照到脚。这样很不好,不仅增加了 X 线对您的辐射,还增加了您的经济负担。

误区六:"站着拍、躺着拍效果一样"

拍 X 线平片时该站着拍的,患者应坚持站着,即便在亲友的帮助下也要站着拍,就拿最常见的胸部照片来说吧,站着拍的目的可以在重力的作用下使心影自然,在大口吸气时可以使肺部扩张,前胸靠片可减少心脏的模糊、减小心脏的放大率,且可因摄影距离的增大使两侧肩胛骨投影在肺野之外并减少胸部的放大率。不仅如此,还可以对病灶的性质有所判断,比如通过站立位可以看出病灶内有无气液平,可以看出胸腔内有无胸水及其量的多少。相同的还有,站立位腹部平片,当医生怀疑您有胃肠穿孔时,由于气体是向上"跑"的,所以可利用站立位看见膈下有否"一弯残月",以判断是否为游离气体;当医生怀疑您有肠梗阻时,拍一张站立位腹部平片观察是否有气液平,以明确诊断。当然,在危及生命时就不能千篇一律了。

我国有句话:既来之,则安之。因此,您要遵循医嘱,尽全力配合好医学影像科医生。说到底,这也是为了您自己少受罪、早诊断、早治疗。最后建议您拍过片子或是做完 CT 检查后回到家中最好洗个澡、换换衣服,多喝点水,这些对您都有好处。

第十六节　X 线和 CT 检查宜谨慎

存在致癌危险

随着医学影像事业的发展及各种新技术的引进,使医学成像防护的内涵与外延不再局限于过去的常规 X 线机。医学成像系统对人体的危害与相关防护,应引起医院技术人员和患者的高度重视。

英国研究人员在《柳叶刀》杂志上发表研究报告称,医院常用来诊断疾病的 X 线检查以及越来越普遍的 CT 扫描可能是导致一部分人罹患癌症的原因。此前,有研究报告称 X 线与癌症危险性的增加存在关联,而这次研究则是首次详细地评价 X 线设备产生的电离辐射所导致的癌症病例数量。

医用 X 线检查和 CT 扫描是目前普遍用于癌症早期和骨折诊断的两种方法,也是人们可能接触到的最大的人造辐射源。其辐射能够穿透细胞,破坏 DNA,甚至诱发人体内出现某些癌细胞。医学专家建议医生在使用这两种诊断方法时应权衡利弊。

在这项研究中,英国癌症研究中心的伯林顿·德冈萨雷斯和牛津大学的萨拉·达比在对 14 个工业化国家所实施的 X 线检查次数和电离辐射量进行分析后,推断出与这些检查有关的癌症病例数量。研究指出,在过去 20 年里,被调查国家的 X 线检查数量都呈上升趋势。在美国,自 1980 年以来使用 X 线的比例已经增长了 20%,使用 CT 检查的同时使用 X 线的比例也在大幅度增长。英国每年诊断出的癌症病例中有 0.6% 是由 X 线检查所致;在 X 线和 CT 检查更为普遍的日本,每年新增癌症病例中有 3.2% 是由这两种检查造成的。在加拿大,每年有近 800 例的癌症病例是由 X 线检查所致。研究人员在报告中指出,在目前的 X 线检查中,至少有 30% 是不必要的。

据研究人员称,此项研究并不是要抹杀 X 线和 CT 检查的重要性,只是想提醒医生在采取这两种检查时应谨慎行事,某些情况下可以使用其他方法代替 X 线和 CT 检查,如超声、磁共振检查等。

防护

在 X 线摄影中,照射野普遍偏大。据有关资料表明,我国照射野面积与胶片面积比值平均为 4.32,而美国、日本等国平均仅为 1.2,一方面可能与部分 X 线机无可调式限束装置有关,另一方面在一定程度上也反映出部分 X 线工作人员防护意识较差。这就要求医生加强职业道德修养,增进防护意识,并配备可调式的限束装置。X 线检查时,有的患者在摄影室内候诊,重复受照率高,而有的医院非适应证检查控制也不是很严格,这应引起重视。

第十七节　您适合做磁共振检查吗

磁共振成像(MRI)检查,可以说是众多医学影像群中的一张王牌。为便于读者对这一高精尖的医疗检查手段有所了解,特别是哪类患者能做磁共振检查,哪类患者不能做磁共振检查,我们介绍如下。

有关金属植入物

检查前患者应该对自己以往病史有所了解,必要时须摄 X 线片确定体内有无金属物存在。有金属物存在者最好事先了解该材料的组成成分,例如带有起搏器及电子刺激仪的患者严禁 MRI 检查,凡安装人造耳蜗或眼内有铁磁性物质的患者也不能做 MRI 检查。如果金属植入物是非铁磁性的,或者在磁场中所受偏转力或吸引力较小,不足以引起物体运动和位移,或者磁场作用力小于金属植入时的内固定力时,例如相当一部分口腔材料、心脏置换的瓣膜、植入几周后的血管内过滤器和支架、不锈钢或一些合金制的骨科材料,MRI 检查仍然安全可行。但体内有铁磁性的动脉瘤夹和止血夹者不能做 MRI 检查。

脑出血与脑梗死

虽然溶栓治疗为患者提供了治疗希望,但能否早期发现病灶是缺血还是出血却至关重要,因为这涉及两种截然不同的治疗方法。当缺血时间较长的脑部组织如一片久旱的不毛之地,已失去溶栓的价值。近年来,MR 扩散加权与血流灌注成像从传统的显示皮层动脉的大血管,过渡到用灌注方法进行毛细血管检查,在脑梗死的早期诊断方面取得了突破性进展。它有助于新旧梗塞的鉴别,脑梗死和脑出血的鉴别,有利于脑梗死溶栓时机的选择,而且不需要动脉穿刺,无放射损伤,不需要注入具有危险性的碘对比剂,检查时间相对较短,检查后不需要做任何观察和处理。当然,患者必须合作,因为成像时间较长,而患者轻微的移动都会影响血管形态的显示而造成误诊。

胃癌

MRI 检查将成为胃癌有效和重要的检查方法之一。那么,对于患者来说要做些什么呢?患者检查前要禁食 6~10 小时,使胃内容物排空;在扫描前 10 分钟用辅助药物:胰高血糖素或 654-Ⅱ,以消除肠里蠕动伪影,使胃处于低张状态,延缓胃的排空;在扫描前 5~10 分钟一次性服用 800~1000ml 口服对比剂,体质和耐受性差的患者在扫描前 2 次服用 200~500ml,使胃保持适度充盈的状态。

水成像

磁共振水成像应用范围为胰胆管、泌尿系、脊髓、涎管造影,近年来还开展了内耳淋巴、小肠结肠、输卵管、精囊曲管 MR 成像。其优点为无创伤性,不需要插管,无操作技巧问题,患者无痛苦,无逆行感染的危险,有感染者也可做此检查,且不需要对比剂,无射线辐射。器官内的液体(水)是天然对比剂,即使完全梗阻,亦可观察梗阻区上下段管腔的影像。对疑有管道狭窄者,可在任何平面获得多方位的影像。然而,其检查费用较贵,图像空间分辨力低,邻近含水器官可与所需的成像器官同时显示,而干扰图像质量及观察。

肌肉骨骼肿瘤

动态增强 MRI 可进行骨骼及肌肉系统,如骨皮质、肌肉、筋膜等软组织及血管、神经束及肿瘤的鉴别诊断,它对骨髓和软组织敏感。X 线平片、血管造影、CT、放射性核素显像在肿瘤的诊断和分期中是重要的,但难以定量进行评价肿瘤放化疗效果,MRI 则在这方面则显示出优势,并有可能取代 CT。

基因成像

基因表达成像,又称影像标记基因技术,是当今医学影像学、分子生物学、分子遗传学、基因治疗学等多学科研究的前沿和热点。它融分子基因克隆技术、磁共振成像于一体,与常规标记基因技术不同,具有无创伤、不需要组织样本的特点。基因成像常用途径在于基因表达的产物能直接被用于成像,治疗基因和 MRI 增强剂连为一体,借助多基因载体可将治疗基因连接至标记基因。

心血管病

MRI 辅以超声心动图可解决大多数复杂心脏大血管疾病的诊断。其优点是心肌和血管壁组织与血流的信号间对比良好,无创伤,可进行任意平面断层扫描,并重复显示心脏大血管的解剖结构,可定量测定心脏体积等。MRI 可应用于先天性心脏病、心肌病变、心包病变、心脏肿瘤、冠状动脉硬化性心脏病、大血管病变、心脏功能的评价和定量分析。

总之,MRI 检查是无放射性辐射、对比剂不良反应少、无创伤性的检查,且可多平面、多轴位地显示病情,随着计算机及医学磁共振技术的发展,它必将成为医学影像学检查中的核心技术。

第十八节 有置入物是否可做磁共振检查

随着循证医学和人们物质生活水平的提高,磁共振检查的应用越来越广泛。与此同时,接受各种生物医学置入物和置入设备治疗的患者数也越来越多,且这些置入体的成分、种类和复杂性也在不断变化,如置入物受磁力相互作用引起的移动、被诱导产生电流与加热,以及保持生物医学置入设备的功能等问题。再加上磁共振设备的更新换代、检查功能的增多,由低磁场向高磁场方向发展,致使原本在低场强中能安全通过磁共振检查的患者在高场强中就显得心有余悸。那么,究竟什么样的患者能够用什么样的磁共振进行检查才算是安全的呢? 这是医生和患者共同关注的话题。

磁共振检查为何要求严格

磁共振检查的安全性不仅仅是指处于磁场环境中的物体对患者或其他人员不构成危险,而且还包括可能影响诊断信息的质量因素。

这首先是磁场强度的影响,当含铁磁性的置入物在磁场环境下受磁力相互作用时,可出现移位和转动,其移动程度与静磁场的场强大小、空间梯度磁场的场强大小,以及置入物的质量、大小、形状及其磁敏感性呈正比。如在1.5T静磁场强度下呈弱铁磁性的金属物件,在1.5T以上的较高场强中可能表现出较强的磁性及移动,这有可能对患者造成各种损害。特别是当磁共振的磁场强度达到3.0T时,有4%的产品存在安全隐患。

其次,置入物和置入设备在磁场中的加热问题,具有生物电活动或导电部件的生物医学置入物及其附属装置会被诱导并产生局部较强电流,进而有可能导致置入物过量加热。如心脏起搏器、各类体内神经刺激装置、体内导丝等导致不同程度的烧伤。尤其是当这些装置具有一定几何形状,如呈环形或线圈样,且靠近射频发射源时,热损伤更易发生。有人经狗食管置入心脏起搏器导线后,采用1.5T磁共振扫描时,发现导线毗邻的食管黏膜严重坏死。

哪些人适合做磁共振

一是体内存在被动金属置入物的患者。通常认为,如果这些被置入的金属物品属于被动置入物,即本身不存在任何形式动力,且由非铁磁性物质,如钴铬镍合金、镍钴铬钼合金、钛、钛合金、镍钛合金、钽等制成,患者可在置入手术后立即接受1.5T或1.5T以下场强的磁共振检查。

二是体内存在弱铁磁性置入物的患者。对具有弱铁磁性的置入物,则要在手术后6~8周才可进行磁共振检查。这是因为手术后随着置入物周围的局部组织增生、肉芽肿或瘢痕形成,将对置入物本身形成限制或反作用力,有助于防止在磁场环境下因置入物移动对人体产生的危害。

三是绝大多数体内存在骨科置入物的患者。一般来说,这些患者受磁共振检查的影响较小,比较安全,相关患者可以接受1.5T或较低静磁场强度的磁共振检查。体内存在宫内节育器和阴道隔膜装置的妇女如果由非金属材料,如塑料,或某些不锈钢、白金、铱、镍钛合金、银及铜等金属材料制成,相关患者在1.5T或较低磁场中接受磁共振检查是安全的。

四是多数心脏瓣膜修补术或瓣环成形术的患者。接受磁共振检查是安全的,因为与心脏跳动对这些置入物造成的牵拉力相比,这些磁场作用力对它们的影响被认为是微不足道的。

哪些人不适合做磁共振

一是医生对置入物心存疑虑的患者。如果在磁共振检查时,对于人体组织限制置入物移动或保持组织结构完整性的能力心存疑虑,这些患者就不应该接受磁共振检查。

二是体内存在动脉瘤夹的患者。动脉瘤夹由不同磁敏感性的多种物质构成,形状各异,大小、长度有别,这些因素都影响它们在磁共振检查时的安全性。一些由非铁磁性或弱铁磁性物质制成的动脉瘤夹可以接受1.5T或1.5T以下磁场强度的磁共振检查,如由某些不锈钢合金、钴铬镍合金、纯钛及钛合金制成,但在1.5T以上场强中就未必安全。

三是体内装有金属瓣叶心瓣膜的患者。在进入1.5T以上较高磁场环境时,从理论上推测可能存在一定危险性。

四是体内存在神经、肌肉刺激器的患者。磁共振检查相关患者不可接受或仅可有条件地接受磁共振检查。

五是体内存在心脏起搏器或埋藏式复律除颤器的患者。因其在静磁场环境下会产生移动、加热,以及其功能受到抑制或改变,使起搏器的节律加快或不正常,而这些问题的存在均会引起患者的严重损伤或死亡。因此,均被认为是磁共振检查的禁忌证。

最后还要特别指出两点:一是曾经安全接受磁共振检查的患者并不能作为下一次接受磁共振检查的安全保证。因为在很大程度上,扫描机的静磁场和梯度磁场强度、线圈、患者的体位、体内金属置入物相对于扫描机的方位、接受外科或介入治疗、发生金属异物损伤等各种因素变更都能影响下次磁共振检查的结局。因此,这就要求患者在做磁共振检查前将自己的病史跟医生说清楚,比如是否安装过心脏起搏器,是否做过咬合器手术,是否做过介入治疗留有金属支架,并且一定要获得清楚描述这些设备和生产厂商的书面材料。二是磁共振检查的安全性不仅仅是指处于磁场环境中的物体对患者或其他人员不构成威胁,还包括可能影响诊断信息的质量因素,致使图像产生伪影,造成检查失败。因此,要衡量利弊,综合判断。

第十九节　磁共振检查的安全性与禁忌证

自 MRI 应用于临床以来,其安全性一直引人关注。由于 MRI 系统的生物效应来自静磁场、梯度磁场和射频脉冲对生物体的作用,因此难以将其复合的结果加以区分。加之各厂家的 MRI 设备所采用的技术参数各异,使研究工作局限且滞后。而动物实验其本身与患者的临床检查存在差异,但目前公认的临床所使用的 MRI 系统对人体不会造成损害,但并不是说有确切的数据都能绝对说明 MRI 检查的安全程度。

静磁场的安全性

静磁场的生物效应包括温度效应、动力学效应和中枢神经系统效应,其主要取决于磁场强度。静磁场对哺乳动物体温的影响称为温度效应。富兰克等人采用荧光温度计在更精确的实验和环境条件下对 1.5T 磁场中人体的体温变化进行了测量,证实在静磁场中至少在 20min 内,人体的深、浅体温均无明显变化。

磁流体动力学效应是指由磁场中的血流以及其他流动液体产生的生物效应。在静磁场中它能使红细胞的沉积速度加快、心电图发生改变,并有可能感应出生物电位。血液中氧离血红蛋白的顺磁特性,有可能使血液中的红细胞在强磁场,包括强梯度场中出现一定程度的沉积。在静磁场中心电图的波形可表现为 T 波幅度增高以及其他非特异性变化,但不伴有心脏功能的改变,可认为没有生物学危险,但对于有心脏病变的患者在 MRI 检查时应给予关注。

短期暴露于 2.0T 以下静磁场中,对中枢神经不会产生明显的生物学影响。但在 4.0T 以上的 MRI 系统中,大多数志愿者出现眩晕、恶心、头痛、口中有异味等主观感觉,说明超高场磁体可能会导致人体的生理变化。

射频磁场的安全性

在射频脉冲的生物效应中,实验表明,在人体中睾丸、眼等对升温非常敏感,是最容易受 RF 脉冲损伤的部位。射频电磁波对睾丸功能的影响表现在精子产生数目减少、精子活力下降等。而当眼睛受到长时间和大剂量的照射时,因其散热功能差,也会产生一定升温。因此,这些部位进行长时间检查时应慎重。

梯度磁场的安全性

梯度磁场的生物效应在神经系统的主要表现是所谓视觉磁致光幻视。磁致光幻视是指在梯度场的作用下眼前出现闪光感或色环的现象,这种现象目前被认为是电刺激视网膜感光细胞后形成的视觉紊乱,是梯度场最敏感的生理反应之一。常规 MRI 检查的梯度场一般不会超出安全标准,但是平面回波成像系统及各种单激发技术中所使用的梯度场更快、波形更复杂,因而容易超出安全标准。

导弹效应

投射或导弹效应是指铁磁性物体靠近磁体时,因受到磁场吸引而获得很快的速度向磁体方向运行,如剪刀、镊子等较小铁磁性物体飞行速度相当快（见下图），可对磁共振的均匀性及图像质量产生影响，还会对患者和工作人员造成伤害，甚至是致命的危害。

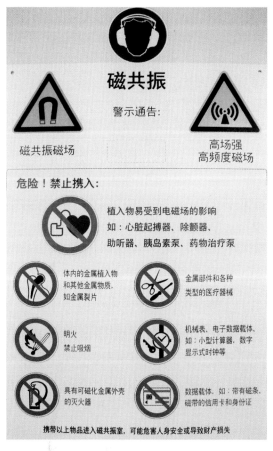

磁共振警示标志

禁忌证多

在 MRI 检查中，1%~10% 的患者会出现幽闭恐惧感和心理问题，如压抑、焦虑、恐惧，使 MRI 检查难以完成。MRI 系统的强磁场和射频场有可能使心脏起搏器失灵，也容易使各种体内金属性植入物移位。在激励电磁波作用下，体内的金属还会因为发热而造成伤害。因此，植有心脏起搏器的患者、换有人工金属心脏瓣膜者、铁磁性或电子镫骨植入物、安装假肢或人工髋关节的患者、疑有眼球异物的患者以及内置胰岛素泵及神经刺激器者、动脉瘤银夹结扎术后的患者等都是严禁进行 MRI 检查的。装有假牙的患者不能进行颌面水平的 MRI 检查。放置宫内节育环的患者如在检查中发现不适感应立刻停止检查,如受检部位在盆部,金属节育环造成的伪影会使检查失败。此外,妊娠3个月以内者禁做此项检查。

总之,虽然目前普遍认为 MRI 检查系统对胎儿无损伤性,但用 MRI 系统对怀孕中期的鼠进行实验研究,发现无明显胚胎畸形,但是头尾长度缩短。也有人用 MRI 的射频磁场对鼠照射后,会对鼠的器官生长产生影响。

第五章

医　患　篇

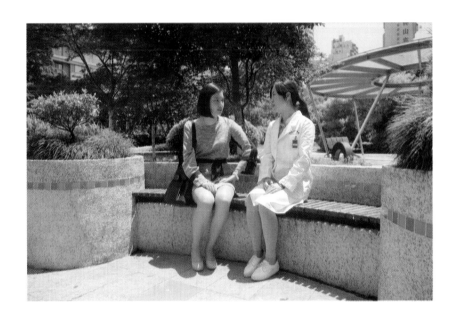

第一节　影像学医生说医患关系

　　医患关系是医疗活动中人际关系的主要方面,或者说它是医疗人际关系中最基本、最活跃的人际关系,就医学影像技术学科而言,其实质就是提高医学影像质量。而良好的医患关系不仅能使患者与医生密切配合完成医学影像检查全过程,而且使其在良性刺激中保持心理平衡。

医患关系的融洽和影像质量的高低在相当程度上取决于医生的素质。后现代医学文化中医生素质的培养和提高，又取决于医生的权利和义务的意识。因为在医生与患者的一切交往中，无一不涉及患者权利和医生的义务这一重要问题。作为医生应该正确对待患者，尤其是面对一些特殊患者的需求问题，应该自觉履行自己应尽的道德义务，不得以任何理由推诿患者。

医患关系的类型

目前，国内外广为引用的是美国学者萨斯和荷伦德提出的医患关系三模型说，此模型说是根据医患地位、主动性将医患关系分为三种类型：主动 - 被动型，指导 - 合作型和共同参与型。

第一种是一种古老的医患模式，医生处于主动地位，患者被动服从而不是相互作用。此模式常见于全依赖型患者，如昏迷、全身麻醉后、休克的患者及婴幼儿等，在此类急、危、重症患者的医学影像检查中，必须有对患者高度的责任感和过硬娴熟的技术，也就是确保医学影像检查的一次成功，尤其是床边 X 线摄影应做到快、稳，并将优质的 X 线照片及时送到主管床位的医生手中，使其明察秋毫，治疗方案游刃有余。对于有清醒意识的患者应尽可能地采用第二、三种模式。

医患关系的冲突

医患冲突是一种医患之间的矛盾状态，存在于任何医患关系的始终，即使医患关系比较完满，并不意味着冲突就不存在。引起医患冲突及医疗纠纷的原因是多方面的，但主要有以下三个方面：

一是医生方面的因素：如医德境界低，服务态度差，责任心不强或医术不精，以及受社会不良风气的影响等；二是患者方面的因素：主要是不良的求医行为，对医学影像诊疗的期望值过高，以及不信任心理和疾病本身的因素；三是管理方面的因素：主要是管理指导思想的偏差,过分强调经济效益,再有管理制度的缺陷等。其实,坚持做到真正尊重患者权利,和谐的医患关系并非奢望。

遵医率

医患关系的最终体现就是遵医率。遵医行为是"patient compliance"(患者的遵从)的专门译名。这里所说的遵医或遵医行为,专指在影像成像过程中患者的行为与成像目的相符的程度。

事实上,患者不遵医的现象是很常见的,例如为避免照片中的伪影必须让患者去除或脱去有各类能够产生伪影的衣物等,并设法提高遵医率,以保证可靠的成像效果。

患者不遵医的原因是多方面的,患者对医生的满意程度、患者对医生的理解程度、客观条件(如天气等)及检查的复杂程度。

提高遵医率,首先是服务态度、医德修养等方面提高医生素质,提高患者对医生的满意程度;其次,采用一些具体方法以提高患者对医生医嘱的理解和执行程度;第三:尽可能依照"指导 - 合作型"和"相互参与型"的医患关系。

在影像科的实际工作中,应充分尊重患者的人格,爱护患者的自尊心。对因某些原因(如羞怯等)而拒绝或不配合医学影像检查的患者,应做好说服工作,争取患者的合作;对异性患者,应充分尊重传统习俗,对与医学影像检查无关的部位应避免暴露,并给予必要的防护;树立爱伤观念,动作要适度、轻柔,对急、危、重症患者更应谨慎小心。

随着患者自我保护意识的增强,患者对安全感的心理需求上升,医院的环境、气味,尤其是医学影像科这样的高科技学科往往使初诊患者感到陌生,并对医学影像检查产生恐惧感。这就要求医生避免不必要的、对机体可能带来更大伤害的 X 线,减少医源性疾病的发生。

第二节　透视医患"冲突"

一般大医院拥有门类齐全的医学影像设备,如数字 X 线摄影、数字胃肠机、数字减影血管造影、多排探测器 CT、双源 CT、磁共振、彩色多普勒等。即使是同类检查与小医院相比其各自的档次都不一样,大医院拥有的是高精尖现代化装备,而有的小医院甚至用二手仪器。大医院的仪器不仅全而且系列化,如口腔曲面体层摄影仪、乳腺 X 线摄影仪、自动胸片机等,就连照片的处理都有着显著的差别。大医院是在明室下干式激光打印,而一些小医院还在用手工暗室操作的原始方法。

所以无论是从医学影像照片的质量来讲,还是从医学影像诊断的水平来说大医院均胜一筹。因此出现了患者涌向大医院就诊的现象,即便是最常见的胃炎也得做一个数字胃肠造影观察是否得了胃癌,致使大医院门庭若市,再大的停车场也会交通阻塞。医生则从早晨 8 点为患者一直检查到晚上 8 点,中午放弃了午休,甚至其中午为患者做 CT 检查的数量就相当于一家小医院一周所检查的人数。

这还不算,作为一名医生不仅要会看病,而且还有教学与科研的任务,甚至有时下了夜班还在继续上班,这种"三合一"的好医生甚至一天工作 16 个小时以上。

我们的医生真可谓高效率了,才半个小时就给 30 余名患者做完了检查。按理作为患者更应该主动协助医生排好队,做到次序井然,可就在这时门外的一名患者开始吵闹了,"我来了一个多小时了怎么还没到我";抑或是"闹而优则士"。另一个患者大声嚷道:"我来了半天了,后面的人都检查了,你们搞什么名堂。"更有甚者直接冲进检查室去翻看检查单,这时其他人也不甘示弱,致使一片混乱。好不容易经过医生的解释才算平息了这场"风波",但其造成的影响是恶劣的,它严重破坏了医生一天的好心情,致使百忙中的医生烦躁情绪飙升、工作效率开始低下、工作态度粗暴、检查质量降低,最终是欲速则不达。患者做检查远不像排队买菜那样简单,在按次序检查的同时更要照顾那些危、急、重症患者,比如胸闷、发慌的心脏病患者、气胸患者,高空坠下、车祸伤及颅脑、颈胸腰椎的患者。这些危及生命的患者理所当然地来了就应该给予检查,这里就有一个患者之间相互体贴的问题,医生叫到谁就是谁,居然还会出现叫了张三,李四争着往里抢,这种张冠李戴不像买菜找错钱还有退赔的机会,这可是人命关天的事。

可是好不容易轮到自己做医学影像检查了,别人5分钟才检查完,自己为什么偏偏1分钟不到就完事了,这种"极不负责"的态度顿时又"惹怒"了患者。这里面原因很多,比如拍一张胸片其技术相对于观察胆脂瘤、中耳炎所需拍摄乳突的许、梅氏位要简单得多,理所当然的后者所需要拍摄的时间就得多一些。不仅如此,对于后者来说拍完以后有时甚至还要让患者等一下,看看片子质量好坏才让患者走。即使是同样拍胸片在时间上也是不一样的。

另外,腿脚利索的患者走上去就拍,而中风所致半身不遂的患者以及一些需要在别人的搀扶下才能完成拍片的就要慢得多;让他站稳,胸部紧贴片夹,双手反叉于腰间,像这样一一照做、医从性好的患者拍摄速度快,而自以为是,不愿配合的患者,让他靠紧不动,他却来回晃动,就为一个"造型"医生为他设计了好几次,自然浪费了大量的时间。准备充分的,如在做胃肠检查时没戴皮带等含金属的衣物,要比起未曾准备的,需要换衣后才能拍摄的患者要快得多。各自的病情也同样会影响检查速度,如做静脉肾盂造影检查时,双肾功能好、显影清晰,半个小时就好了,相反,就得延长造影时间,直至1个小时。

当医生为患者检查时应该专心致志,倘若别人打扰,其误诊、漏诊率就会显著上升。您听,刚进来一位患者,那门又开始被敲得咚咚响,大有不开门誓不罢休之势。可一开门原来是一位问路的患者,或者说是一位拿着申请单跑错地方的患者,即便是对号入座的患者等一下又何妨呢?检查完了医生自然会开门,生怕排错队、搭错车,问一问身旁的患者或走动的医生即可,根本没有必要叩门咨询。医院的影像科就是与别的地方不一样,都有着关门的习惯,这一来是为了患者隐私的需要,二来是为了防止 X 线对其他人的辐射。当医生为您检查做准备时,您有问题最好请放在最后,万不可在这时和医生东拉西扯,比如医生在为您登记输入 CT 号、磁共振号,或是在为您编 X 线号时,左右搞错就要您的命,错一个号码就会涉及两位患者,等检查完了医生自然会告诉您什么时间取报告、在什么地方、凭什么取等您所关心的问题。当然,作为一名患者有权问这问那,但您有没有想过,就是因为您的喋喋不休,却给留在门外的患者增添了几分痛苦。

当医生为您做检查时,一切行动听指挥,这对于您的疾病诊治来说是最佳途径。比如当您有心脏方面的疾病时需要拍摄心脏三位片,医生会让您转到 65 度位置时您得一动不动,当他请您把钡剂咽下时您得照做,否则跟不上节拍,在医生按下曝光手闸时您没照做,拍出的 X 线片没有钡剂的影像,看不出心房、心室的压迹程度就无异于一张废片。当您不小心被车子撞了,需要拍肘关节以明确是否骨折或是脱位时,您得遵从医生为您设计好的标准正侧位,这对于您来说或许是强忍剧痛,但必须执行,要不然倒头来还得重拍一张,何苦第 2 次再受罪呢,不如一次性成功罢了。诸如此类的一些四肢外伤患者大凡都得忍痛配合了。还有一些检查是患者要做好准备才能做的,如静脉肾盂造影、钡剂灌肠、上消化道钡餐等,患者非但不吃不喝,甚至前两项还得清洁肠道,以防止伪影所致误诊、漏诊。相反,也有一些检查是必须"喝"的,如在做腹部 CT 检查时,医生会给您一大杯带有对比剂的"果汁",请您在短时间内喝下三分之二,静候一段时间后再喝下剩余的才能检查,其目的是为了清晰识别肠道及其附近组织结构,减少肠腔因空气所产生的伪影。相类似的,还有做膀胱及一些妇科的超声检查。

好不容易检查完了,有的人却在两个小时内就取回了检查报告单,甚至有的仅半个小时就取回了报告单,可他们明明是后来的呀? 通常一些正常或是一些常见病、多发病、易于诊断的病在 2 小时内即可出报告,如果是急诊,半个小时必须出报告。但一些特殊检查,如静脉肾盂造影、上消化道钡餐、钡灌肠、血管造影、乳腺钼靶检查,以及 X 线、CT、磁共振的一些疑难杂症需要全科会诊的,得在第二天一早进行,甚至要调用疾病前后的所有医学影像进行对比,以达到影像互补的作用。随着对疾病的深入研究,有的需要加做一些检查,如在怀疑肺尖有问题时,要加拍一张前弓位;腕关节舟状骨有可疑之处时,要加拍舟状骨的侧偏斜位或斜位等;CT 平扫的患者有时需要增强或是需要薄层扫描方能确诊;做磁共振检查也是一样,有的疾病为了诊断与鉴别诊断不仅需要再加一个序列,而且还需采取脂肪抑制、水抑制等特殊技术方能达到疾病的鉴别诊断的目的。

总之,患者是医生的上帝,而上帝应该是仁慈的,绝不是蛮横无理的。作为医生该多体谅患者的心情,对上帝的提问要做到耐心细致。而作为患者也同样应该具备一定的修养,理解和尊重医生。

第三节　患者,请您不要想得太多

有一位影像科医生这样描述他的工作环境:患者进门,把门关上……脱鞋上床……衣服解开,……同学们笑得前仰后翻。加上前不久,全国一家著名的晚报刊登了新闻连载——"体检风波",其大意是一位男医生在给一位女患者检查腹股沟和腋窝下淋巴结时,一方称摸了不该摸的地方。而另一方并不承认上述事实,并说由于这两个地方离人体敏感部位很近,操作时不小心碰到是可能的,尤其是对年轻医生,经验和手法可能还不到位,多摸几下恰恰是认真负责的表现,并进一步说,若是换了其他医生为了对患者负责,还会让她把内裤脱下来再进行检查……争执的双方公说公有理,婆说婆有理,广大的读者也是各抒己见。

那么,男医生给女患者做体检时,什么样的动作才算"规矩"?笔者由此想到了医学影像科的工作环境。

当您到医院看病时,医生会给您开上一大堆检查单,其中或许会有 X 线摄影检查,如胸腰椎、骨盆、髋关节、乳腺、胸片,甚至有时还会有尿路造影、子宫输卵管造影、胃肠造影、钡灌肠等,这就意味着您要进医学影像科进行检查了。

当您手持检查单走进医学影像科检查室时,首先医生会为您关上检查室的大门,这时,偌大的一个空间只有您——或许是一位漂亮的女患者和一位男医生。干什么?图谋不轨?快别这样想,放松点。关门在这里有两个含意:其一是防止外面的人受到 X 线照射;其二是防止别人偷窥您的隐私。

有一次,一位年过半百的妇女在老伴的陪同下大汗淋漓地跑来找医生,说是在外院体检时发现其右下肺有一块影,疑为肺癌,急着要做 CT 检查。可我们的 CT 结果出来考虑为乳头阴影所致,于是医生又带她去透视,果真不出所料,一旦把乳头拉向外侧,块影不见了,最终确诊一切正常!老夫妻千恩万谢,算是一块石头落了地。像这样为您"推拿按摩"的还有哪些呢?如胃肠造影、十二指肠造影、小肠造影、钡灌肠等,特别是在不具备压迫器的情况下更是如此。

那么,是不是所有的触摸都得戴上铅手套呢?非也!当你在洗澡时无意中发现左边乳房有一肿块,是乳腺癌吗?于是您到医院检查,医生会为您申请乳腺钼靶摄影。拍片前,医生会用手触摸您的乳腺,以明确肿块的确切位置,并画在申请单上,让诊断医生明确部位,否则没手感如何定位?拍片时医生不仅要您脱去上衣,而且还要去除乳罩。也就是说,您要光着整个上半身了。接着医生会让您将乳腺放在摄影平台上,并用手牵拉您的乳头,利用压迫器给您的乳腺轻轻加压。在加压的过程中,一旦发现有皮肤皱褶,医生会松开压迫器,一切重来。再一次地用手牵拉您的乳头,再加压,直至满意为止。这主要是皮肤皱褶有时会在片中产生伪影,妨碍正确诊断。

在做泌尿系统检查拍片时,医生会将您的上衣往上拉,一直拉到乳腺的下缘,裤子也得向下脱,脱到只穿一件内裤为止。无论是前面还是后背都得这样,以防止各类伪影影响正确诊断。不仅如此,医生还要用手顺着肚脐随腹部中线直线向下直抵耻骨联合上缘,其目的是对于一张标准的泌尿系腹部平片必须包括耻骨联合。因此,对于穿着透明花边性感内衣秀的患者,在这里提醒各位,如果您打算去医院看病最好不要穿得太"那个了",免得大家都尴尬。

医生定位时需要用手触摸的部位还有很多,有些确实是敏感的"非常地带"。比如做骨盆、髋关节摄影时,医生都要摸到耻骨联合来定位;拍胸椎时,大夫要摸颈静脉切迹,也就是人们通常所说的上胸口,以及剑突下,即心窝,这是拍正位。拍侧位时,医生还要摸您的后背脊梁骨,以明确第几椎体;拍腰椎时,要摸肚脐来确定拍摄中心线;拍胸片时医生会让您把乳罩及项链去除。

当然,对于不孕患者去医院做子宫输卵管造影时,躺在摄影台上如果不脱去内裤医生将无法操作;在进行钡剂灌肠时,不脱去内裤没法插管注入对比剂……诸如此类患者往往都能理解。

第四节 从 X 线片子拍坏了谈起

患者老张因发生车祸在某医院进行胸部 X 线拍片,想看看其肋骨是否骨折,可等了半天,给他的答案却是重拍。原来胸部肋骨片比看肺部的胸片 X 线摄影曝光条件要高,可他偏偏有肺气肿,摄影条件不但不能高,反而应该比原先低才是,摄影条件一高其结果是胸片成了"黑锅巴",什么也看不清,只好重照一张才解决了问题。但老张对该院医疗水平的信任度大打折扣,心里总觉得不舒坦。不久他又来到另一家医院拍胸片,结果很快就出来了,还发现了老张的结核病灶,这回他服了。不仅如此,医生还告诉他,如果不放心还可以网上会诊,只要在此刻1张光盘拿回家上电脑即可。老张顿时感到这家医院医疗水平的进步,连连道谢。同样是拍片,可结果为什么两样呢? 原来前者采用的是传统X线摄影,也就是利用X线胶片进行摄影检查,后者采用的是当代放射学的最新成果——"数字X线摄影"。

传统X线摄影的最大缺点是X线摄影曝光条件不易掌握,它不像我们外出游玩时所拍的风景照,专看表面现象,比如光线暗了把曝光速度打慢一点、光线亮了把曝光速度打快一点。而X线摄影不是拍人体的艺术照,它拒绝做表面文章,而是想透过您的肌肤去看其最实质的东西。如果这位患者很胖,就要适当增加X线的曝光量,以利于X线的穿透;如果那位患者很结实,也要加大X线的曝光量来增加X线的穿透,这种看表面现象还算好办,可涉及人体的实质部分就难办了。比如前面那位老张原先有肺气肿,摄影时其X线的曝光量就应该降低,如果是弥漫性病变、大量胸水的患者其摄影条件就要高一些。再比如,当您小腿不适去影像科拍骨骼片时,如果是骨质疏松就要降低摄影条件,如果是骨髓炎就要增加摄影条件,且骨髓炎随着病情的变化,在各个不同时期其摄影条件又不一样,有高有低……可这些情况在拍摄前医生又怎么知道呢? 究竟是该降多少条件为适合,该增加多少条件为正好呢? 就在这种茫然的情况下只好根据医生多年来的经验来"猜",凭借医生的水平来"碰",往往等片子出来了才知道其影像是否优劣。

更何况还存在胶片的感光度问题、各个厂家所生产的X线胶片的曝光量又不一样;再加上还有暗室因素,如显影药水的新旧程度、药水的温度控制、暗室漏光等。因此,要得到1张优质的X线照片是多么的不易,它要处处小心、耗资费时。更为可恶的是,当您想拿片子到外院会诊或是进行治疗前后的对比时，就得从 10 万以上的庞大片库中提取自己的那一份，实如大海捞针，耽误时间。

那么"数字 X 线摄影"又是怎么回事呢？它为何命中率那么高呢？原来它是利用平板探测器取代通常的 X 线胶片来进行 X 线摄影检查的，这种探测器有的如同您的数码相机里的 CCD（电子耦合器件）探测器一样，也有非晶硒、非晶硅的探测器等，在毫秒级成像后的瞬间，还可以进行下一张 X 线片的拍摄检查。且得到的图像可在电脑里储存，或 U 盘、光盘、移动式硬盘存储。通过特殊的技术叫窗宽、窗位对图像的兴趣区进行亮度、对比度的调节，直至图像能够满足医生的视觉要求，这就如同数码照片后处理一样。不仅如此，同一照片可通过激光打印机打印出不同诊断要求的 X 线片，还可将储存的照片网上会诊。而所有这些均在明室下操作，避免了胶片漏光、显影液衰老、药液温控、胶片感光度等多种暗室因素的影响，也避免了患者体质差异、不同疾病所致摄影条件不一。一句话，它降低了这部分所带来的废片，从而减少了 X 线辐射对患者的负面影响，最终进入无胶片时代，减少污染、节约能源、节约时间。下面请看几个实例。

老刘以往拍胸片后报告单上写着建议加拍侧位片。这里就有一个什么是"加拍"的问题？它与前面所述的"重拍"有什么不同？"加拍"的前提是原先的拍摄是成功的，但人是立体的，其各种组织、结构、病灶往往会前后重叠在一起，还不至于分辨各组织、结构及病灶的 X 线差异，或是医生想对病变弄个水落石出，进行疾病的诊断与鉴别诊断，所以想通过其他体位或是摄影条件，以及其他医学影像来帮助诊断。而"重拍"是原先因种种原因未能使照片达到理想状态，需要对原来的标准位置进行重新拍摄。"加拍"是要再付钱的，而"重拍"如果是院方的原因则是不用付钱的，且"重拍"因上面所述的种种原因在国内外都是允许的，但要有个度。

类似的例子还有，一位颈椎不适的患者在其他医院进行传统 X 线颈椎拍片未发现异常，可到了另一家医院进行数字 X 线摄影检查后,医生利用窗口技术发现其项韧带钙化,为其找到了毛病。一位外伤患者在影像科进行了胸部 X 线摄影后,又来到 CT 室进行头颅 CT 扫描,人还没有回到急救中心,这时影像科医生、急诊室医生便可分别在各自的阅片室内同时利用高分辨力显示器观看患者的胸片及其 CT 片,大大缩短了照片因显影、定影、水洗、送片所需要的时间,这就是数字 X 线摄影奠定的医学影像网络化时代的到来。

第五节　怎样理性看待影像学检查

医学影像学随着电子计算机的发展而发展,由此给人们带来了一层神秘的色彩,加之其检查费用贵,所以人们自然而然地对其检查的希望值较高。而事实上,有时是事与愿违,既花了钱,又得不到满意的结果。为此,人们需要理性地对待影像学检查。

影像学早期检查的不确定性

尽管影像学检查是重要的临床诊断方法之一,但它还是受到某方面的限制,如在疾病的早期,影像学检查往往发现不多或无所发现,就拿急性化脓性骨髓炎来讲,在起病后 10 天内,甚至 2 周内,虽然临床症状已很明显,但从 X 线照片上仍不能作出诊断。加之在疾病早期,病灶的大小有时会超出了影像学检查的分辨力,导致疾病无法查出。甚至即使查出了病变,又因其影像学特点不明显,需要与多种疾病进行鉴别诊断,就在这模棱两可的情况下,尤其是涉及两种截然不同的治疗方案时需要随访观察。还有一种情况是 X 线检查不能使病变显影,如支气管内膜结核,尽管痰菌阳性,但也不能从照片上作出诊断。因此,不紧密结合临床,很有可能容易漏诊。

影像学诊断靠的是间接征象

医学影像学检查从整体上来讲,对疾病的诊断靠的是影像学的间接征象,它不像尿检、血液检查,以及在显微镜,甚至是电子显微镜下观察的病理学检查,这些靠的是肉眼在镜下的直接观察,看到什么就是什么,与病变可谓零距离。而医学影像学检查依赖于间接征象进行疾病的判断,为此这里面就有经验之说了。有共性的可能,但不排除个性的存在,共性之中逃脱不了个性的差异。因此,影像学检查就有一个概率的存在。

各种影像征象存在差异

也正是由于事物之中存在共性与个性之间的差异,医学影像学检查也不例外。同一种疾病可有不同的影像学表现,相同疾病在不同的发展阶段,包括进展期和愈合期的病理及生理变化的影像学表现不一。加之不同的疾病也会有相同的影像学表现。这就需要了解病史、症状及体征,以及其他同诊断有关的临床资料。同样的影像学特征可以在不同的疾病中出现,即所谓"异病同影",而同一疾病也可因阶段不同,出现不同的影像学特点,即所谓的"同病异影"。如肺部小结节状癌出现薄壁空洞时,有时不易与空洞性肺结核鉴别,而这两项治疗的方案完全不同。

各种影像检查有其互补性

也正是由于上述难点的存在,就需要对疾病进行鉴别诊断。由于各种影像的成像原理与方法不同,诊断价值与限度亦各异,但它们是互为补充的。需要发挥各种影像学的长处加以判断,这里面包括做影像学的进一步检查,如薄层扫描,增强扫描,延迟扫描。甚至要综合几种影像学的特点,找出病灶各自的规律,进行综合判断,但最后诊断则需要结合临床。

劳动强度大导致误诊与漏诊

在有些大医院,一名影像科医生每天需看 500 张以上的医学影像学片子。大家可以算一下，8 小时工作制，他看 1 张片子需要多长时间？然而就是这样，患者还在说看病难，哪怕患者就是在家里忍了 3 个月，也不愿意看病多等 3 分钟。岂不知，作为我们第三世界，拥有 13 亿人口的国家，相对于第一世界、才有 3 亿人口的美国来讲，看病要远比他们方便得多，在我们中国看病从不需要预约，就是医生不下班也得把当天的患者看完。然而，据国外研究报道，当医生出现视觉疲劳及思想惰性、烦躁情绪时，容易忽略病灶，如果把他看过的片子再请其看一遍，他可能会得出 30% 的不同结果，这更不用说不同医生之间的差异了。当然，一位优秀的医生以高度负责的态度理应为患者作出正确的诊断，尽一切可能减少误诊与漏诊。

影像学检查有一定的假象

医学影像学检查靠的是"捕风捉影"，然而人正不怕影子斜，在医学影像学检查中，有时就会产生各种不同的伪影、假象来迷糊您。这里面有患者外在的异物影，也有患者身体内部及病灶所产生的伪影，两种邻近结构密度相差悬殊的部位，如骨嵴、钙化、空气或异物与软组织邻近处往往会产生伪影。患者移动或生理性运动也会产生伪影。DSA（数字减影血管造影）中，对影像造成干扰的主要原因是组成减影对的两帧影像不能精确重合，这是因为在两帧影像形成的间隙期，检查部位发生了移动，很多自主和不自主运动均可导致移动伪影，如呼吸、心搏、吞咽、肠蠕动等。轻微的移动伪影可不影响诊断或通过后处理方式补救，严重的移动伪影将使减影图像无诊断价值。磁共振检查也是一样，心脏搏动、呼吸运动和肠蠕动，因而胸部和上腹部的图像易受这些器官运动的影响，周期性地产生伪影。此外，血液和脑脊液流动也能产生伪影，甚至是机器在工作期间也能造成伪影。就拿 CT 来讲，由 X 线源引起的伪影有：线束硬化、量子噪声等，其装置的故障或工作状态方面的原因也会产生伪影，以及图像重建方面的伪影，显示系统方面的伪影，以及电源电压不稳定等。对于伪影，人们有时难以识别,况且伪影的存在往往会掩盖病情,导致无法判断。

第六节 乳腺癌的医学影像学检查需要注意的问题

乳腺数字 X 线摄影是利用钼靶 X 线穿透性较弱的特点,便于区别乳腺内各种密度的组织,可发现较小的肿块并较为清晰地观察其形态和结构。当您走进乳腺数字 X 线检查室后,您上半身非但一丝不挂,而且还要给乳腺组织适当加压,将乳腺加压到尽可能薄的厚度,以最大限度地提高病变检出率和影像的清晰度。在加压时您要很好地配合医生,要尽可能多的将乳腺组织包括在 X 线摄影视野之内,且不能使乳腺皮肤发生皱褶,以防伪影的产生。所以,有时一次加压不成功还会给您重新进行加压。当乳腺局部触及硬结或包块,而乳腺数字 X 线摄影照片上显示局部致密影,但未见明显肿物影像;或是照片上疑有微小钙化,但不能肯定,需证实或排除时,往往需要进行定点局部加压,进行乳腺的数字 X 线的放大摄影。更有甚者,为了提高乳腺病灶在照片上的检出率,还会采用多变的体位和摄影角度进行检查,且双侧乳腺都得进行普查,以便对照分析。因此,在检查时切记将另一侧的乳头影拍到对侧照片上,而误认为是肿块影。

随着健美观念的改变,乳腺增大成形术、乳腺内植入物的存在等使乳腺数字 X 线摄影检查变得困难。此外,还有一些如文物、异物等均会因其高金属含量而影响诊断效果,甚至会作为微小钙化而误导诊断结果。所以,您最好素身仰面去普查。在进行乳腺数字 X 线摄影检查时,应选择乳腺最不敏感的时期,即月经前期或月经期之外进行检查。

第七节 高度重视乳腺影像学复查

张女士在一次洗澡中无意发现了右侧乳腺上有一包块,便去医院检查。医生看了看她所做的钼靶 X 线摄影照片,发现乳腺上有不规则钙化影,建议她半年后复查。可忙于工作的她一年后因不适加剧才想起了医生的话,急忙赶往医院复查,可得到的检查结果却是让人足以畏惧的癌变,最终错过了最佳的治疗时机,不得不进行全乳根治切除术,让她追悔不已。

当然,任何检查都不是万能的,对于模棱两可的,最终只有依靠临床、医学影像学、组织细胞学检查(手术、活检)得以确诊。当医生建议您适时随访,您可千万别大意哦。

影像学复查,查什么

患者做完 X 线、超声等影像学检查,虽然结果未见异常,有时医生也会要求患者一段时间后进行复查,因为随着时间的推移,疾病可能出现新的变化。但这常常得不到患者的理解,因此而耽误诊治的事情时有发生。

一位患者因腹部外伤晚上前来就诊,医生为她申请超声检查,结果未见异常。可就在患者临走前还是这位医生又开了一张超声检查的申请单,并一再叮嘱患者明天复查。患者大为不解,一脸不悦,心想既然没事还来折腾干吗。她没把医生的交代当回事。结果第二天中午,这位患者开始感觉腹部有点不适,这才想起医生的话,赶紧打车去了医院,超声结果显示脾破裂。即便是脾破裂为什么前一次超声检查未能检查出来呢?是不是漏诊、把病情给耽误了?非也。这是因为病情有一个发生、发展的过程,加之仪器检查总有一定的限度,致使在疾病早期未能显示,或是显示不明显,当疾病发展到一定阶段表现其特征时方可明确诊断。对于这类患者,有经验的医生都会告诫一定要复查。

诸如此类,对于脑外伤的患者,如果伤后 6 小时以内的 CT 检查未发现异常,同样不能排除颅内血肿的可能。因此,常需要再次甚至是多次 CT 复查才会早期发现迟发性血肿。然而,这里又有一位患者在第一次 CT 检查时就已经发现颅内血肿,可是医生还是给他复查 CT,这又是为什么呢? 医生的目的主要是为了了解脑水肿的范围、血肿有无扩大、脑室有无受压,以及中线结构有无移位等,便于医生掌握血肿有无吸收、脑水肿有无消散,以便使医生决定是采用保守疗法,还是改变治疗方案采用手术治疗。

同样,对于泌尿系结石的患者当进行体外冲击波碎石后也得拍一张腹部平片或超声检查,以观察结石震碎的情况,以及结石移行到哪儿啦。对于怀疑有骨折的患者不仅为了诊断要拍一张 X 线平片,而且在手法复位石膏固定后还要复查一下,以了解骨折处对位、对线、对轴的情况。经过一段时间后,医生还会要您继续复查,观察石膏的松紧度是否对病变起到固定作用,以及观察有否骨痂形成,以决定是否需要手术复位。对于牵引的患者还要根据不同时期的 X 线片确定牵引的力度、方向,以克服来自各方肌肉、韧带的拉力。

对于肿瘤患者要定期复查胸片,甚至是 CT 检查,这主要是观察癌症有没有复发或是转移。比如乳腺癌手术切除的患者。也许有人会问,既然乳腺已经手术切除了,还要拍胸片干什么呢? 这是因为乳腺癌有可能通过直接浸润、淋巴转移、血运转移向其他地方播散。因此,对于乳腺癌等有癌症经历或是有家族史的各类高危人群常要定期拍一张胸片,通过这双"眼睛"以明确癌症或是转移的可能。那么,良性病变是否也有恶化的可能呢? 答案是肯定的。如胃溃疡,要定期复查 X 线钡餐检查,谨防癌变。甚至对于 45 岁以上的正常妇女有条件的也要进行乳腺钼靶定期检查,以早期发现乳腺癌的可能。因为根据当今科技报道,1/3 的癌症是可以预防的,1/3 的癌症如能早发现是可以治疗的,1/3 的癌症是可以减轻痛苦、延长寿命的。

对于肺结核的患者不但可以通过胸片能早期发现,而且可以对病灶部位、范围、性质、发展情况和疗效作出判断,这对决定治疗方案都有好处,通过复查以确定病变是处在进展期,好转期,还是稳定期。其他诸如垂体微腺瘤要进行磁共振平扫加动态增强扫描复查、类风湿性关节炎要进行 X 线平片复查等。此外,对于一些不典型的病变有时还需要通过试验性治疗来达到目的,然后通过复查进行治疗前后的对照分析以确定其疗效怎样。无论如何,在您去医院复查时,千万记住要将您的病历、影像学图片和报告以及化验单等资料带全,以便于医生为您所进行的复查进行前后对照,以确定诊断或判断您的治疗方法是否正确。

第八节　医院之间"互不认可"吗?

目前,各家医院的检查手段越来越多,有时换一家医院所做的检查却是相同的,面对这样的"互不认可"是为了各自经济效益还是为了患者? 根据笔者从医的所见所闻,从疾病的发生、发展,以及医院的硬、软件四个方面谈一谈。

一位姓张的大娘突发性偏瘫,在家乡医院做了头颅 CT 后未见明显异常,便决定到大医院救治。但大医院医生看完 CT 片后却又让张大娘再做一次 CT,家里人大为不满,怎么刚做过才一天又得做,还要掏上几百块,这不是赚钱吗? 没办法,既来之则安之。然而结果却清楚了——脑梗死,这才使家里人对此病有了一个概念,不再说什么了。其实这种情况从医学道理上完全可以解释:任何疾病都有一个产生的过程,其在早期尤其是在急性期时往往它的影像学表现不够明确,使医生对它不认识或拿不准,等它发展到一定程度表现充分了就一目了然了。比如早期癌肿是结核球还是肿瘤难以鉴别,这就涉及两套治疗方案和预后的问题,有时当你拿着各类检查报告单询医问药费了好多时间后,一位高明的医生则让你再做一次,却解决了问题。

无独有偶。李大婶近来身体不适,做了 CT 检查后医生说要做手术风险大,于是便带着自己所做的包括 CT 片在内的一大堆检查资料前往另一家医院求治。好不容易住进了医院,可到了快要做手术的前一天又做了一个 CT 检查,这又是为什么呢? 因为疾病都有一个发展的过程,为制定手术方案必须了解病变的大小、变化范围、位置以及与周围脏器之间的关系等,如果单单依靠您在半个月前的结果开进去一旦出现意想不到的后果就很难说了,比如脑出血有时不止做两次,目的就是为了了解出血灶的大小、位置、对周围的影响、是否吸收好转,或是恶化,这涉及是保守治疗还是手术治疗的问题。再如外伤,在考虑是否为脾破裂时,有时第一次 CT 检查未发现异常,而第二次却发现了包膜下血肿,这并不是说第二家医院就比第一家医院高明。

那么,有没有一家比另一家更高明的医院呢? 答案是肯定的,有!

顾大娘近来咳嗽加剧,在一家医院做了 CT 检查定论为肺癌,不得已前往大医院求治,大医院给她又做了一次 CT 检查,发现空气支气管征,当即排除肺癌,诊断为肺部感染,有效的抗感染治疗后至今顾大娘抱着孙子活得挺潇洒的。这是"互不认可",为了经济效益吗? 同样是 CT 检查结果却不一样,原来前者是普通 CT 机,而后者是一个高分辨力螺旋 CT,外加薄层扫描,这就是医院的硬件设备的优势,就如同 12 寸黑白电视机与 31 寸彩色电视机的效果显然不能相提并论一样。

有患者右上腹部隐痛在一家医院做腹部 CT 检查未见异常,而到了另一家医院再做 CT 检查却发现早期肝癌,手术后延长了寿命。同样的 CT 检查却有不同的结果,原因在于后者做检查时比较规范,为患者做了造影增强才使早期肝癌得以诊断。仪器有先进与落后,同样医生的水平也有参差不齐,服务态度及质量各不相同,同样是 CT 检查,有的所要观察的病灶没扫描到或是扫描不全,影响了其对疾病的诊断效果,这就是"软件"问题。

第九节　医生看病为何要"指东打西"

一位患者因腿痛前来就医,可当她来到医学影像科时医生却给她拍腰椎正侧位平片、腰椎 CT 扫描,她的火顿时就上来了,"这不是在坑我的钱吗?"并振振有词地说:"我是腿痛,你怎么给我拍起腰来了?"还要告医生拍错了地方。其实不然,腿疼是一种表面现象,但它的病因却在腰上,当 CT 片显示腰椎间盘突出时她再也无话可说了,这是由于椎间盘突出刺激或压迫神经所致。

诸如此类的"指东打西"还有哪些呢? 当您上肢发麻时就得看看颈椎有否骨质增生等压迫或刺激神经根;当眩晕时不仅要拍颈椎正侧位平片,甚至还得拍左右斜位、过伸、过屈位 X 线平片,看看颈椎的退行性改变有否压迫椎动脉造成供血不足等。再如,当您早晨起来发现双手有僵硬的感觉来医院就诊时,医生会为您申请手指及腕关节的 X 线摄片,而且要双手拍摄,看看是否是类风湿关节炎,甚至还要拍摄骶髂关节以排除强直性脊柱炎的可能。

当您左肩不适,医生要为您申请做心电图,以排除是否因为冠心病引起的放射性疼痛;而当您右肩不适时,医生却要为你申请做胆囊超声检查,以排除胆囊炎、胆石症所引起的放射痛;一位做胃肠钡餐检查的患者,X 线显示食管下段虫蚀样或蚯蚓状充盈缺损,诊断为食管静脉曲张,再回过头来检查肝脏,CT 扫描、超声检查均诊断为肝硬化;一位少女有溢乳现象,自以为得了乳癌,吓得半死,磁共振脑部检查诊断为垂体瘤;一位青年女性感觉心里不适,自以为得了心脏病,可医生给她进行了甲状腺功能检查时发现是甲状腺功能减退症;一位中年妇女因发胖就医,打算减肥,可医生给她开了一张肾上腺 CT 平扫加增强,诊断为肾上腺腺瘤。

一些多系统多器官受累的疾病更是这样了,如结节病 90% 以上有肺的改变,可有的患者是通过脑神经瘫痪前来就诊的。癌症患者也是这样，它可经直接蔓延、淋巴道转移、种植性转移、血道转移四处游走，如四肢肉瘤可经血道转移到肺；而肺癌则可随血液播散到骨、脑；乳腺癌最常见的远处转移依次为肺、骨、肝，在骨骼依次为椎体、骨盆、股骨。肿瘤是这样的，结核也不例外，如肺结核通过血流、淋巴管或直接蔓延到骨与关节，其中脊柱占了一半。因此，当您就诊时要耐心地听医生的解释，不可想当然，自以为是。

第十节　医学影像检查为何"收费不一"

同是泌尿系造影收费却大相径庭，相差好几百元！患者老张的单位派出专人特地去某医院调查此事，下决心将这"猫腻"搞个水落石出。医院知其来意后为他们从片库中调出老张的原始医学影像学资料，申请单上清楚地写着：患者主诉有过敏史；加之高龄，从安全角度出发考虑采用非离子型对比剂……非离子型对比剂可适当地降低过敏反应的发生率，就这一项费用几乎是常规检查离子型对比剂的近 10 倍；加上患者由于肾结石导致肾积水，为了更明确地显示患者的肾功能，其造影时间在原来 30 分钟的基础上足足延长了 1 个小时，X 线片就比常规多拍了 3 张。了解详情后，这位"专员"对医院为患者高度负责的精神表示了感谢。

同一部位的检查其收费不一致的地方还表现在，老吴与老刘同做了肝脏的 CT 扫描，可出门后两人一对发票相差好几十元，这下可把老吴气坏了，立即转身就准备找医生打架。原来，为了更准确地鉴别老吴的病灶，医生给她进行了 CT 平扫加增强，且还是多期增强扫描，更清晰、全面地反映病灶及其毗邻的关系，其费用理所当然地比老刘多。当医生向老吴解释后，老吴一点脾气都没有了。

同是一位门诊咳嗽的患者，小李只花了几十元拍片就解决了问题，而老顾不仅拍了胸部正侧位 X 线片，而且还做了 CT 及增强扫描，其结果前者仅仅是后者的一个零头。是不是医生故意想从中赢利呢？原来小李没什么大事，而老顾却是肺癌，通过 CT 及增强扫描可以显示纵隔有否淋巴结转移，用以判断预后。

其实，在医院看病患者之间是不好攀比的，大家都知道疾病千变万化，诊断有难有易，其收费理所当然不可一概而论，这就如同都是住院患者不能个个都拉到手术台上去开刀一样。即便是手术也有大小之分，医学影像检查也不例外。

同样，机器的不同其收费标准也是互不相同的。例如用常规 X 线机做胃肠造影与数字胃肠机做胃肠造影其效果当然不一样，前者拍出的片子黑就是黑，白就是白，没有后处理功能。而后者可通过一定的技术操作将原本不太理想的片子经过后处理可调到一定水平，从而可使照片的清晰度大为改善。诸如此类的还有普通平片与数字摄影，黑白超声与彩色多普勒，单层螺旋 CT 与双源 CT……以上这些就如同 25 寸黑白电视能与 31 寸大彩电相比美吗？

同样，一个普通胸片与一个床旁胸片其收费又是不一样的，因为后者要将 X 线机推到病房在患者床前进行拍摄，以利于危、急、重症患者的需要。此外，还有地区差等因素，所有这些不同的收费标准打破了以往一个价格统一天下的局面。

总之，今后如果再发现看似相同的检查收费不一的时候，不要一下子就火冒三丈，而应仔细想想其中有什么区别，实在想不通时，也不要埋在肚子里全当吃个"哑巴亏"。最好去向医生咨询，求得一个圆满的答复，然后再心情愉快地把病治好。这些尤其对于那些已加入医保行列的人们来说，要根据自己的经济实力锁定看病的目标，这或许就是所谓的"萝卜青菜，各有所爱"，就如同有的人喜欢吃大排档，说是这样吃比较经济实惠；有的人却偏爱星级宾馆，说是这样吃有氛围、上档次。这就要看您属于哪一类患者去作出什么选择了。

第十一节 影像学检查,您花了多少冤枉钱

医学影像学检查因其先进、创伤性小,深得医务人员的青睐,但又因其检查项目繁多,费用贵,等待时间长,使老百姓感到眼花缭乱的同时,也有不少抱怨。那么,您如何才能少花钱、多办事、办实事、办好事呢? 这要掌握以下几点原则。

发挥特色检查

医学影像学检查种类繁多,包括 X 线摄影、CT、磁共振、DSA(数字减影血管造影)、超声、核医学,而每个类别里还可以细分。正因如此,一旦您的哪个"零件"出了故障,绝不可滥用所有的影像学检查,要充分发挥各种影像学检查的特点,扬长避短。

对于外伤患者来说,通常应以普通 X 线摄影为主,这里面包括胸片、四肢、骨盆,而涉及颈椎、胸椎、腰椎时还得加做 CT 检查,一旦伤到脊髓或膝关节半月板,还得做磁共振检查。当然,如果是头颅外伤应首选 CT 检查。如伤及腹部软组织,除了进行腹部超声检查外,还得做 CT 的肝、胆、胰、脾、肾的检查,以此补充、验证。

当您感冒、咳嗽时,尤其是在多日不好的情况下,且有发烧迹象时,免不了拍一张胸片。如果考虑肿瘤可能性大,还得做 CT 检查,甚至还得做 CT 薄层扫描及其增强检查,也就是在 CT 平扫的基础上,对小病灶进行薄层加扫,或是从静脉注入对比剂后再进行 CT 扫描,看看是否有转移的可能。当医生确定手术治疗,要看肿瘤与其周围血管以及心脏之间的关系时,还得进行磁共振检查,以利于制定手术方案。

消化道检查,以上消化道钡餐与钡灌肠检查为主,当考虑有肿瘤腹部转移时,可进行 CT 增强扫描。当考虑全身性转移,还要做 ECT 或 PET/CT 检查,看看全身的状况。对于肝、胆、胰的检查,可考虑超

声或 CT 检查为主,当为了鉴别肝癌、肝血管瘤、肝脓肿时可考虑磁共振检查。对进行肠镜检查有困难的患者,无法配合检查,或是检查没成功的患者,以及处在高龄、危、急、重症的患者,可适当考虑 CT 仿真内窥镜,以及磁共振的仿真内窥镜技术。

有泌尿系结石时可进行超声检查、腹部平片检查,当医生还需了解其功能时,还得做静脉肾盂造影,一旦不成功,还得进行逆行尿路造影。同理,对于膀胱、尿道的检查,也可通过造影解决。生殖系统,如卵巢、子宫的病变可采用超声检查,或是 CT、磁共振检查。当怀孕时避免受 X 线辐射,包括 X 线摄影及 CT 检查,通常以超声检查为主,磁共振检查可在特殊情况下适当考虑。

血管检查以 DSA 为主,尤其是打算进行 DSA 检查的同时就进行介入治疗的患者更应如此。如果患者因高龄、危、急、重症,打算保守治疗,待病情稳定后再进行介入治疗时,或是仅为了减少创伤,进行筛查时可考虑通过高档 CT,如 16 排 CT、64 排 CT、双源 CT 进行 CT 的血管成像,以及磁共振的血管成像。

减少重复检查

首先,一旦您进行了有关的医学影像学检查后,您及家人就要尽快为患者进行相应的治疗,以免这些昂贵的影像学检查失效,或是过期。这是因为疾病都有一个产生与发展的过程,如果手术医生拿着 10 天前,甚至是半个月前的影像学资料为患者进行手术,那么其相关的风险就要成倍增加,很有可能会导致意想不到的后果。为了避免这种情况的发生,您就得在手术前再一次、重复进行影像学检查,为昂贵的检查又一次埋单。其次,为了避免进行影像学的重复检查,您必须在就诊医院进行相关的各项检查,这里面包括医学影像学检查。这是因为各家医院的诊断都有自己日积月累沿袭下来的风格与特点,哪些需要检查,哪些不需要检查,有时成了一种套路或是约定俗成的规范。更为重要的是,临床医生长此以往对自己单位的影像学检查看习惯了,即便是换一家甚至是更好的医院其检查结果有时还看不习惯,加之临床医生对自己单位检查的结果可信度高,无心理上的障碍。因此,您如果在甲医院做了影像学检查,去乙医院手术,甚至乙医院是在外地,那么当您到了乙医院后,在很大程度上还得重新进行相关的影像学检查。为此,您不如直接去乙医院进行影像学检查即可。

合理进行复查

在您发病的早期少不了需要进行医学影像学检查,除此以外的后期检查均称为复查。通常复查有几种可能性,一是在治疗中途,病情出现恶化,这就需要通过影像学的复查判断转归,以证实治疗是否对路,有没有必要改变治疗方案。二是通过治疗您已脱离危险,打算由 ICU 重症监护病房转到普通病房,这时您也得做一次影像学检查,观察是否真的向好的方面转化。三是在您出院时做一下影像学检查,以证实可以出院休养了。此外,对于骨折的患者来讲,手法复位,或是手术切开复位后,也需要影像学复查,以观察治疗效果如何。然后,就是 1 个月,3 个月,半年复查,观察能否拆除石膏。但如果这期间您因不慎又摔了一次,或是再次撞击伤处,您也得再一次进行影像学复查,观察是否造成二次创伤。手术也是一样,术前、术后都得进行影像学检查,以便对比,观察治疗效果如何。如果是癌症的患者,可根据其恶性程度的高低,来判断其复查的时间间隔,有的 3 个月,也有的半年,甚至是一年复查一次。随着存活时间的延长,可适当拉长检查周期,甚至还可以用价廉的 X 线胸片摄影替代 CT 复查,以此交替进行复查,节约您的开支。当然,这一切均要根据肿瘤的良恶性程度来定。

第十二节　怎样避免不必要的影像学检查

当今的医学影像学检查种类繁多,有 CR、DR、DSA、CT、磁共振、超声、核医学等,其中有的影像学检查对人体会有不同程度的损伤,加之其检查费用有高有低,因此就要避免做不必要的医学影像学检查,这无论是对身体,还是对家庭经济都有好处。

认真做好检查前的准备

认真做好检查前的准备是避免重复检查的先决条件,因此您在进行医学影像学检查前很有必要咨询检查的相关事项。通常对于四肢、胸部的X线摄影检查走去就做,不需要什么准备。而对拟诊为泌尿系结石,打算进行腹部平片或是静脉肾盂造影检查的患者,则需要前一天晚上做肠道准备,第二天不吃、不喝进行检查。同理,钡灌肠也是这样。而上消化道钡餐检查、数字减影血管造影(简称DSA),只需禁食即可。而一旦做过钡餐检查的患者,就不能接着做腰椎(见下图)、腹部X线平片摄影,以及腹部CT检查,谨防因钡剂阻挡病灶及产生伪影。如果您去核医学科进行PET/CT检查时,非但不能吃喝,而且还要测试血糖,也只有将血糖控制在一定范围内才能够进行这近乎万元的检查,且在检查前需排空膀胱,并且不能在衣、裤上沾染尿液。相反,在做腹部CT检查前,一定要根据医生的要求,定时、定量地口服1%的对比剂后,定时检查,其目的是为了使各解剖充分显示,以有利于诊断医师辨认。如果利用CT进行冠状动脉成像时,还要把心率控制在65次/分左右,且心率要齐,这样做出的冠状动脉才会可靠性大。女性在进行超声的妇科检查时,一定要憋尿,以使膀胱充盈,利于医生对子宫及其附件得到正确的判断。除了上述的一些要

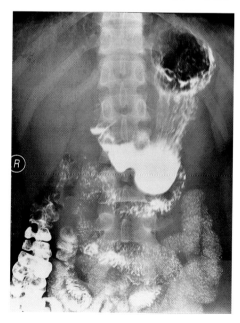

消化道钡餐检查后妨碍腰椎检查

求外,就是去除检查部位所有的金属扣、拉链、项链、玉佩、胸罩,以及膏药、油漆等,就是在做女性盆腔磁共振检查前,也得将节育环取出后方可检查,避免伪影掩盖病情,以及造成其移位或灼伤。

积极配合医生检查

在进行医学影像学检查时,您一定得听医生召唤,特别是在呼气与吸气的把握上更是如此。在进行胸部 X 线摄影时,医生让您吸气,其目的是为了使肺部充盈,再请您屏住气,是为了减少肺部因呼吸移动产生模糊伪影。同样,在做腹部平片检查时,也是这样。而在胸部,或腹部的 CT 或是磁共振检查时,这不仅仅是为了减少移动模糊伪影,更为重要的是谨防因呼吸致使扫描不连续,造成漏诊。在进行泌尿系最后一张松压片摄影时,要耐心地等待医生的指令,当医生看到对比剂运行到一定部位时,请您屏住气,您得积极响应,避免错过一次极有价值的蠕动波,消化道钡餐检查也是一样。在做数字减影血管造影时,屏住气就显得相当重要了,这关乎造影的成功与否。同样,在 CT、磁共振静脉注射完对比剂后扫描也不能呼吸,尤其是 CT 或磁共振的血管成像,一旦呼吸就会因呼吸运动而产生的模糊状伪影,影响诊断的可靠性。在做消化道钡餐检查时,医生请您转动体位时不要太猛,您那一闪,动作太快,让医生啥都没看清。尤其是医生让您吞一口钡剂含在嘴里时,叫您往下咽,您才能咽,且在下咽的过程中,身体不要乱动,以免医生抓拍不到钡剂运行的过程,特别是第一口钡剂对诊断至关重要。相似的还有心脏三位片的检查,一定要与医生配合好,力争一次获得成功。

选择就诊医院检查

医院有大小,同时更有各自的特色与长处,因此在您打算就诊时可通过亲朋好友或上网了解一下您的病在当地哪家医院治疗效果会更好些。同时,也需打听一下是采用保守治疗效果好,还是手术治疗效果好,以及微创介入治疗,或是放射治疗等。一旦确定所采用的治疗方法,您就可以去这家医院进行相关的医学影像学检查了。这是因为各家医院的医生均有各自的经验,他会根据自己的职业习惯认为哪项检查可做,哪项检查可以不做。同时,由于他在自己的医院干了那么长的时间,早已适应了自家医院影像科的检查方法,看惯了自家的片子,符合自己的诊疗思路,甚至还会潜移默化地对自己单位产生的影像学资料具有高度的信任感。鉴于此,您就完全没必要去其他医院进行检查了,否则还得重新进行医学影像学检查。同样,待您出院后,也许医生会请您隔一段时间进行影像学复查,建议您还是去同一个医学影像科进行复查。因为检查也同样存在方法,或是习惯问题,在同一家医院检查的结果,其前后两次检查结果的可比性要高。否则,到了另外一家医院检查,其照片无可比性,那就给下一步诊疗方案的设计带来了麻烦。

把握好检查时机

大家都知道,任何疾病都有一个发生与发展的过程,比如您近来有咳嗽,且痰中带血丝,一拍胸片发现肿块,医生考虑肺癌可能性大,紧接着就得做 CT 进一步检查。在这个时候,您及家人就得认真考虑采用哪种治疗效果会更好,这涉及家人签字画押的问题,如果犹豫不决,过了半个月后才痛下决心做手术,其结果必定导致在手术前还得再做一次 CT 检查,以保证手术的精确性。当手术后,还得进行一次医学影像学检查,以便对比,判断治疗的结果怎样。出院后要遵从医嘱进行复查,在早期,可能间隔的时间要短些,比如 3 个月、半年。当然,这要根据病变的良恶性程度来定,随着患者存活时间的延长,加之患者无任何临床症状,那么会改为每年复查一次。条件允许的患者可进行 CT 复查,经济状况不佳的可采用数字胸片摄影替代。此外,有时女性患者还得考虑避开月经期。

根据病情选择性检查

医学影像学检查种类繁多,既有各自的特点、优势,又具有相互之间的互补、渗透性,尽可能地扬长避短,为您所用。这除了要听医生的话,更要从多角度旁敲侧击,必要时您可专门咨询一下医学影像科的专家,就您的疾病需做哪项检查更适合。通常对于四肢骨骼来讲 X 线摄影即可解决问题,必要时才会考虑 CT 检查,甚至磁共振检查。头颅外伤首选 CT 检查。胸部结节性病灶,或是弥漫性疾病可进行胸部 CT 检查。对肝癌、血管瘤、脓肿的鉴别诊断可进行磁共振检查。对于腹部外伤的患者,大凡做肝、胆、胰、脾、肾的腹部超声检查,对宫外孕也是这样。脊髓、椎间盘、膝关节半月板以及软组织可考虑做磁共振检查。但涉及钙化还是进行 CT 检查为好。如果考虑全身肿瘤转移的可能,可考虑核医学检查为妥,而对心肌缺血,察看其灌注情况也是这样。

金标准检查与筛选性检查相结合

任何检查都有一个可靠程度的问题,通常把其称之为"金标准",如做数字减影血管造影对血管的检查就是一个金标准,但其花费高,特别是具有一定的创伤,甚至有时还可带来一定的风险。如果打算做此项检查时,最好打算同时做治疗,比如进行介入栓塞、介入扩张术、介入化疗等。在这种情况下,再做 CT 血管成像、磁共振血管成像甚至是它们的仿真内镜已不具有实际意义了。反过来,如果是作为一种筛选性检查,或是因为患者高龄、危、急、重症患者,已承担不起上述的风险,可考虑采用这些无创伤的检查。

保留好影像检查资料

以上这些医学影像学检查的资料,特别是照片您需要好好保存,以利于日后复查对比用。甚至就因为有了这些医学影像学资料,可以减少不必要的检查,或是间隔性地采用高、低档的影像学检查交替进行。当然或许有了它,可根本不再需要进行相关的影像学检查了。因此,您要根据检查的时间顺序,由后向前排列,把同一次的平扫与增强放在一起,把所有医学影像学资料分类放,如 X 线照片、CT、磁共振、超声、核医学。可根据这些重要的资料为您判定是否可进行二期治疗,或是改换其他治疗方法更适合。

第十三节　避免重拍片,您也有责任

拍完片当您去拿结果时,是否会遇上让您重拍的情况? 如果您不希望出现这种现象,那么请您注意以下问题

重拍 X 线片,病变不翼而飞

面对一张小孩 X 线片,众多医学专家围绕其畅所欲言,有的说是先天性发育不良,有的说是一种恶性程度比较高的肿瘤。正在众说纷纭,没有一个统一结论时,不知哪一位"能工巧匠"来了一句:重照一张再观察观察。结果小孩的病变不翼而飞了,探其原因是由于小孩在拍 X 线片时戴着护身符——玉佩,因其密度较高,挡住了 X 线的穿透,致使其在 X 线片上产生伪影,且正好与关节重叠,这复杂的结构掺和在一起造成了一场误会,真可谓都是伪影惹的祸。

那么,什么是医学影像的"伪影"? 医学影像的伪影是指来自人体之外的任何附加物的影像,它的出现如同人们视野里的障碍物,干扰医生对病情的观察与分析,影响诊断人员的心理,妨碍诊断水平的发挥,有时会导致假阳性、假阴性的发生。可别小看这"伪影",重则给患者误诊、漏诊使其生活质量下降,甚至是终生的伤害。

还有其他伪影会惹祸

那么,待您去除身上的一切是否就没有任何伪影了呢? 答曰:非

也。您可能要问:既然已去除了任何可显像的东西,哪来的伪影呢?那就是移动伪影,这就如同您平时用数码相机一样,一旦人移动了就会造成影像的模糊,我们把这称为移动模糊伪影。因此,通常您在拍X线胸片时医生会让您屏住气,或是不要喘气,这样可以使肺处于相对静止的状态,以产生清晰的图像。相似的还有拍腹部平片,或是在做静脉肾盂造影、胆囊造影时都要停止呼吸,谨防移动伪影的产生。

可所有这些张太太都注意了,有一次去医院拍腹部平片看看是否有泌尿系结石时还是要重拍,探其原因仍是伪影惹的祸,这又是何故呢? 一些特殊患者,如前面所述的需要经过肠道准备后才可以拍腹部平片,否则肠腔内会有食物残渣、气体等都会影响摄影的检查效果。相类似的还有眼球异物定位,以及一些危、急、重症患者,避免患者来回折腾延误病情。

随着计算机的进步,使计算机与医学影像结合,产生了数字X线摄影、干式激光打印机等,它克服了暗室因素造成伪影的可能性,如手指伪影、暗室漏光伪影、洗片机伪影等。但对于一些外来伪影,如暗盒伪影、摄影床上的伪影以及身体上所带来的一些伪影非但无法克服,甚至还产生了新的一些伪影,如成像板伪影、扫描伪影、影像读出伪影、影像处理伪影、影像擦除伪影、摄影条件不当所致伪影、激光相机伪影等,这些医生都会为您小心地加以鉴别,请您大可放心。

第十四节　他们为何败了这场官司

老张感觉上腹部不适,便到某医院进行胃肠钡餐检查,结果未见异常。

半年后,老张每况愈下,再次来到这家医院进行同样的检查,结果为贲门癌。再过了半年,老人家去世了。这下妻儿老小不干了,毫不留情地将医院告上了法庭,理由是第一次检查漏诊了,并索赔数十万元。

法庭将原始资料请专家鉴定,结果认定这家医院当时的结果没错,不仅如此,还为这家医院认真负责的精神大加赞赏。不但收费未超出标准,而且为患者从多角度进行拍摄来显示胃的立体形态,什么正位、侧位、前后斜位、后前斜位,有站的、有躺的,应有尽有。最后该案以原告撤诉告终。

既然是"漏诊"了,不但不受罚,相反还说是认真,原因何在?让我们一起来分析一下。

首先任何疾病都有一个发生与发展的过程,尤其是癌症更是这样,且其往往在早期表现不出或是表现不明显,可一旦发现大部分都为时已晚,恶性肿瘤的程度高则更是如此。

胃肠钡餐检查是利用钡剂这种高原子序数、不透 X 线的物质来填充在 X 线下不显影的胃肠,如果有异物就会占领本该是钡剂所在的位置,造成钡剂的充盈缺损。如果胃肠表面出现凹陷,就会使钡剂突出到本不该是它的位置中去而形成龛影(就像烧香拜佛的壁龛)。因此,胃肠钡餐检查就是利用这两种信号来间接观察胃肠轮廓、黏膜、管腔大小、位置等,加上功能性改变,从而达到间接判断疾病是否存在,或是判断其属于炎症、结核、溃疡、肿瘤等哪一类疾患加以诊断与鉴别诊断。

在检查预约时,医生会告诉您在检查的那一天早晨不吃、不喝,滴水不沾地前来检查。但不管怎么说,这种通过间接影像达到诊断目的的多少均有一个百分比的问题,就拿进展期胃癌来说吧,其 X 线的诊断率仅为 90%,更何况早期的胃癌其病灶最大径不超过 5mm,那就使诊断大打折扣了。

通常认为,X 线钡餐检查早期胃癌确诊率可达 89%,也就是说 100 个早期胃癌的患者中就会有 11 人因目前的技术水平所限而漏掉,而对某一人而言一旦漏了就是 100%,但总不能在医学影像上什么都没看见的情况下硬说成是胃癌,然后到手术台上盲目地拉上一刀吧。

另外,根据胃癌不同的病理类型其存活率也不一样,如早期胃癌只累及黏膜层者预后佳,术后 5 年存活率可达 95% 以上,而已有远处播散的病例 5 年存活率则为 0。

目前最棘手的就是其病因不明,但据流行病学调查,应少进咸菜和腌腊食品、减少食盐摄入,多吃新鲜蔬菜、水果。据统计,胃癌的发病男女之比为 2~3∶1,发病年龄多属中老年人,其中 40~60 岁间者占 2/3。

根据长期的临床观察,有 5 种病易演变成胃癌,称癌前情况:慢性萎缩性胃炎伴肠化生与不典型增生;胃息肉腺瘤型;残胃炎;恶性贫血胃体有显著萎缩者;少数胃溃疡患者。因此,上述各类患者如有上腹痛,同时有消化不良,食无味,体重减轻或上腹饱胀不适、下咽困难、恶心呕吐、黑便、呕血,以及有家族史的患者,一时检查虽未见异常也得复查作定期随访,防患于未然。比如胃溃疡经 2 个月治疗无效,在定期随访中 X 线检查显示溃疡反而增大者,应立即行胃镜检查;X 线检查发现胃息肉大于 2cm 者,应做胃镜检查;胃切除术后 15 年以上,应每年定期随访。

为了攻克癌症,达到早诊断、早治疗,提高其检出率,在检查前医生会让患者吃 1 包产气粉,让胃充盈开,然后再喝钡剂进行气钡双重对比造影,增加其对病变的显示。随着计算机的发展,数字成像成为现实,它可通过一种特殊的技术——窗宽、窗位把影像调到最佳显示,避免了以往因患者体质、摄影条件、暗室等因素所致的影像欠佳。

随着介入医学的发展,还可通过股动脉插管进行数字减影血管造影,也叫 DSA,它通过肿瘤血管丰富的特点,将导管插至适当位置后对靶器官打对比剂,使肿瘤血管"染色"来判断其有无并对其进行化疗、栓塞。近年来,随着医学影像群的普遍发展,消化道造影与超声内镜、超声、CT、MR 等相结合,对肿瘤的诊断、鉴别诊断、肿瘤的分期诊断等对临床决定治疗方案提供了重要依据,将消化道肿瘤的诊断提到一个新水平。CT、MR 仿真内窥镜技术开始应用于消化道疾患的诊断,这一新的虚拟式管腔内表面成像计算机技术的应用,预示着影像诊断开始介入纤维内窥镜诊断领域,对显示管腔的形态、狭窄及闭塞情况以及腔内病变形态等提供了一种新的无创伤、多角度观察的检查手段。

第十五节　新一轮的大型医学影像设备的 更新换代是福还是祸

X线辐射剂量逐年上升,检查的阳性率却在逐年下降。据不完全统计仅CT这种大型医学影像设备在全国早已突破5000台,几乎普及到各基层及县级医院,现各大医院正在进行新一轮大型医学影像设备的更新换代,安装并投入使用更为高档的新一代双源CT,甚至是320层螺旋CT等。就这些机器的性能而言,最快的扫描速度为0.27秒,而图像质量更是不可同日而语,这理所当然是患者的福音。多排螺旋CT技术发展的动力在于临床中经常面对的扫描速度、容积覆盖和图像分辨力之间的矛盾,三者能够达到和谐完美的统一,能获得最佳的临床图像。

而恰恰就是这种方便、快捷,甚至是优质的图像质量,在受到临床医师及患者的青睐,致使X线辐射剂量在逐年上升的同时,而检查的阳性率却在逐年下降。因此,X线检查一定要正当化,X线防护要最优化,要对个人受照剂量进行限值。不能为了一味地追求图像质量而使用较高的X线剂量,应在满足临床诊断的前提下尽可能地为患者降低X线剂量,甚至可以为患者减少不必要的X线照射。

这些不是空穴来风,当今医学影像已步入数字时代,这里主要包括计算机X线摄影(又名CR)、数字X线成像(又名DR)以及CT等,其影像质量的好坏不像传统X线摄影那样在很大程度上取决于X线的曝光条件。在传统X线摄影中,X线照射剂量的高低在照片上有着鲜明的差异,如果照射剂量偏大可使X线照片偏黑,甚至是无法满足临床上的诊断。因此,在拍摄过程中会出现一些废片,需要重新拍摄才能满足临床需要,这从一个方面来讲,患者所受 X 线照射剂量加大,但从另一个方面来看,却为患者"制约"了 X 线使用剂量,再加上检查速度慢,候诊及预约时间长,致使 X 线、CT 检查的普及率不高。

而数字成像则是利用数字和电子控制使得最终影像与放射剂量分离,可在允许的 X 线曝光条件范围之内对拟拍摄的物体只要是在较大动态范围内 X 线曝光剂量均可获取较为满意的图像,且从肉眼上几乎不能鉴别出所照图像放射剂量的高低。这就使数字成像的图像质量得到了改善,减少了重拍片,但也正是这种数字成像的动态范围大,让传统 X 线摄影无与伦比的优势却使其放射曝光剂量的随意性加大。这主要在于为了追求所谓的优质片,减少因放射剂量低而影响图像质量的噪声,往往曝光条件宁高勿低,从而致使失去"制约"的 X 线照片的曝光剂量"反弹",从而使患者在检查疾病的同时也为自己的生命埋单。

不仅如此,致使放射剂量逐年上升的原因还有:当今医院服务态度的改善,多劳多得分配制度的深化,疾病检查速度的加快,检查方便以及照片质量的提高等,还与现今医疗官司不断,医院取证倒置以及循证医学的发展需要,动不动要让医生自己拿出证据;以及其他一类官司的需要,如撞车、打架啦等,有了一次免费体检的机会;再加上行业内的不正之风,获取开单费。因此,动不动先让你拍个片子、做个 CT 再说。

X 线对人类有没有危害呢?自 1895 年伦琴发现 X 线不久,在从事 X 线试验的人员中发现了放射性皮炎和继发性结膜炎,相继还发现了受照射者出现毛发脱落、白细胞减少、皮肤癌等疾患,并且这些疾患的严重程度和试验人员所接受 X 线照射的剂量有关。因此,国际放射防护委员会从辐射防护的角度出发,将这些危害分为两种,第一种为远期效应,这种效应不存在剂量阈值,即使微小的剂量也可能引起,只是发生的几率较小,如癌症和遗传效应的发生。第二种为近期效应,它存在剂量阈值,接受的剂量超过阈值才会发生,如白内障、皮肤辐射损伤等。

因此,从医院的角度来看要注重医德的养成,处处为患者着想,只有给予高于曝光阈值的下限来进行 X 线摄影,使用国际上一再倡导的合理使用低剂量原则。作为患者不要迷信 CT,认为 CT 检查是万能的,什么都能检查出来。医生认为不需要做的检查就不要检查,更不能因为某种原因能免费检查以此而沾了光,这种"光"可千万不能沾。一旦确实需要进行 CT 或 X 线检查,要注意缩短在辐射场所的停留时间,更要注意 2 次检查之间的时间间隔,以达到时间防护。在陪护亲朋好友检查时要注意保持距离,以达到距离防护,若照射距离增加一倍,那么受照射剂量会减少到原来的 1/4。对于确实离不开的,要穿防护衣,以达到屏蔽防护。再则,就是回去后洗澡、换衣,多喝点水。

第十六节　患者究竟该如何求医

咱地球人都知道——看病"别看广告看疗效",可偏偏有不少患者及其家属上了医托儿的当。一位四十来岁的患者到某大医院看病,结果被 1 名医托骗至某游医诊所开了二十多种药,花去 3000 多元,非但没吃好反而加重了,浪费了金钱不算,还延误了病情,甚至造成终身的遗憾。那么,作为患者究竟该如何求医呢?

首先要选择一家正规的医院进行诊疗。这是因为在这样的医院进行检查与治疗比较规范,有法可依,明码标价,不会胡来。其次,这里的医务人员都是经过正规的院校培养,具备了一定专门技术和道德修养,并且拥有众多的专家学者及上级医生的层层把关。不仅如此,他们还拥有先进的检查设备和与时俱进的治疗、护理手段。

第二是到一家有专长的正规医院进行诊疗。这是因为大医院的综合实力固然很强,但这决不意味着对所有疾病的诊治个个都是强项,比如有的医院在肾脏内科的诊治上是其特色、强项,而有的医院对消化系统疾病的诊治水平上技高一筹,而又有的医院在心血管疾病方面有着独到的研究。更有的专科医院还会根据自己的特色将其相当于综合性医院的一个科室分得更细,如中医院、口腔医院、肿瘤医院、儿童医院、脑科医院、胸科医院等。

第三是在有专长的正规医院中选择针对您疾病的专家进行诊疗。拿腹部外科来说吧,有几家医院很出名,可如果再一细分就不难看出有的医院在肠外营养方面独占鳌头,而有的医院在肝移植方面独树一帜,再有的医院擅长腹腔镜手术,所有这些就看您是针对哪一类疾病了。

第四是同一种疾病选择最佳的治疗方法。同样是胆囊结石,有的采用腹腔镜胆囊切除术,而有的则需大动干戈采用手术切除病变的胆囊。再如肾结石,有的采用保守疗法,有的采用体外冲击波碎石,还有的则采用手术治疗。对于肿瘤同样也是,有的需要以化疗为主,而有的肿瘤则需插管进行介入治疗,还有的需放射治疗,更有的则需手术治疗,甚至有的需要以上诸种方法的综合运用。因此,对于您首先考虑的问题是对疾病的疗效怎样,这就如同大家去商店买家电首先考虑的是性能价格比一样,有的采用保守治疗可以活半年,而有的采用所谓的积极治疗花得倾家荡产,且生活质量不高,也不过才多活了 3 个月。所以,这就要依据您的综合经济实力来选择最合适的治疗方法。

此时您或许要问:怎样才能知道这些信息呢? 我国有一句老话,"不能临时抱佛脚"。这就要您在平时读书、看报,看电视、听广播时进行必要的关注。看什么? 看疗效! 那么疗效又怎么看呢? 这就要看它是否在某方面取得突破性进展,在某方面获得成功,或是在某疾病的诊治上又上了一个新台阶,等等。或是向一些在医院的亲朋好友咨询一下,甚至您还可以向专家写信请教,但这里最忌讳的是字迹潦草，头发连着胡子，让医生猜了半天还不认识。只要您字迹清楚，就是再忙的专家也会给您一个答复，甚至还会把自己的专家门诊时间告诉您，与您约个时间进行诊治，免得让您在他出国、讲学、会诊时让您白跑一趟。

可是，有好多患者去医院看病碰到的第一个问题就是在偌大的医院中不知道挂什么号？看哪个科？在这种情况下您可先向导医台的医务人员咨询，它就相当于住宾馆的总台，他们会告诉您该如何行动。通常一家综合性医院会分呼吸内科、消化内科、神经内科、内分泌科、小儿科、妇产科、眼科、口腔科、中医科、心血管内科、肾内科、肿瘤科、皮肤科、心胸血管外科、泌尿外科、烧伤整形科、腹部外科、骨科、神经外科等，但这些科室不是独立的，是一个有机的整体，有时同一种疾病需多科会诊方能解决问题。

小李经过导医台的指点来到消化内科就诊，经过与医生几分钟的对话后便得到治疗的最佳方案，满载而归。可老张，同样看的是这位医生，得到的是一大把检查申请单，这又是何故呢？

原来老张看病没把家乡所做的所有检查结果带来，两手空空，且语无伦次，喋喋不休，讲话没一个重点，也讲不清。这样很不好。因为现在看病早已不是10年前，甚至20年的视、触、叩、听与望、闻、问、切了，而是依据大量的科学数据来判断疾病存在与否。小李子把有关自己疾病的所有检查资料保存得完好无损，一起带来给医生看，这样就会减去许多不必要的检查，甚至是重复的检查，并且节省了时间。加上他讲话有条不紊，把发病时的症状、时间、用药史等讲得清清楚楚、明明白白。不仅如此，他还认定这个专家看，使这位专家对他疾病的来龙去脉有所了解，结果是省时、省钱，何乐而不为呢？

谈到医学检查，在当今其大部分是不需要预约的，但这并不排除有的项目由于患者太多，或是太少，试剂一旦打开后就必须在几小时内用完，因此这就造成了有的检查需要将患者集中起来进行一次性利用，这就意味着要规定一周内的某一天进行检查，且有的检查报告不是当日取,甚至有的需要 3 天或是 1 周。因此,为了减少患者往返途中的疲劳之苦,这些您都得打听好——何时检查? 在什么地方检查? 检查前的准备工作是什么? 几项检查有没有冲突? 何时、何地拿结果? 这样您可根据具体情况决定往返时间。

　　当然,不是说所有疾病都能享受以上的待遇,比如当发生严重车祸、从高空坠下危及生命、突发心脏病等都得就近求医。

第六章

进 展 篇

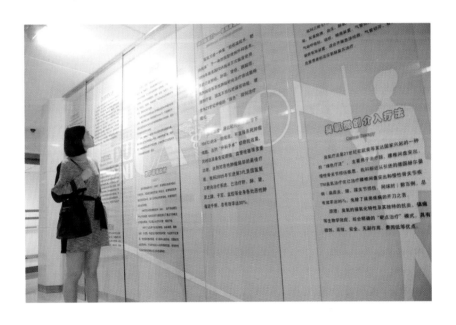

第一节　医学影像新技术

　　当今医学界发展最快的要数医学影像新技术,什么 CR、DR、DSA,等等。就是 CT 家族,也出现了多排探测器 CT、PET/CT、双源 CT,而磁共振对于患者及其家人就更高深了。为了达到早诊断、早治疗的目的,尽快改善和提高生活质量,这些层出不穷的医学影像技术新设备无疑给人们带来了福音。但从另一个方面来讲，因为自己的无知而盲从，给自己及其家人背上了沉重的经济包袱。

数字 X 线摄影

数字 X 线摄影的优势在于它在给患者进行 X 线拍摄时剂量比传统 X 线摄影的剂量要小，而且只需一次曝光就能看到多层次的影像信息来满足不同目的的诊断要求，在曝光不足或过量时都能在一定程度上较好地显示图像，避免因 X 线摄影参数选择不当而导致重拍，从而减少患者 X 线的接受剂量。此外，还可以通过磁盘保存图像，避免了传统 X 线照片保存时间长而使影像质量下降，便于照片的打印及网上传输、会诊、资源共享。不仅如此，其影像质量的提高在于计算机的后处理，通过窗宽、窗位的调整、边缘增强等技术改善影像质量。而"能量减影"是数字 X 线摄影影像处理技术的一种，目前主要用于胸部检查，可同时获得胸部的原始影像、单纯肺组织像、单纯肋骨像等多种影像信息，消除骨骼或软组织影像，从而可为肋骨骨折或肺部肿块及其对肋骨的破坏提供强有力的证据。

旋转数字减影血管造影（DSA）

旋转数字减影血管造影被认为是诊断血管性病变的金标准，具有高度的敏感性及特异性。但常常因为摄影体位等因素而受到一定的局限，有时可造成误诊及漏诊，现将旋转 DSA 从 −110 度到 +110 度连续采集图像，在图像回放中可看到旋转、立体图像，便于观察病灶。它通过一次注药所成影像便可观察正、侧及任一侧斜位，而普通 DSA 需要多次注药才能观察正位、侧位及斜位，使对比剂的用量减少。旋转 DSA 可以观察动态三维血管图像，在了解血管病变和周围组织之间的关系及准确定位方面有重要的意义。旋转 DSA 可针对不同病变、不同部位、不同年龄、单双侧，选择不同的旋转方向、旋转角度，在所获得的旋转 DSA 图像序列中确定观察效果最理想的一帧图像,以清晰显示病变的大小、形态、解剖部位、对供血动脉的血管关系,在此角度和方向上监视图像,进行球囊扩张、支架植入、化疗栓塞,为疾病的介入治疗提供清晰明确的路径,为手术治疗提供可靠的依据。不仅如此,还可通过三维工作站进行动态及血管仿真内窥镜的制作。目前此项技术已用于脑血管、颈部血管、肺动脉、腹腔动脉、肾动脉、髂动脉、下肢步进等多种项目的检查。

CT 三维重组

(1) 创伤性病变的三维重组:随着交通事故和意外损伤的增多,常伴有严重的复合伤,而常规 X 线摄片因重叠过多影响病变的显示,多层螺旋 CT 可根据不同的检查部位,选择不同的扫描参数,在容积扫描的基础上进行多轴位重组,从而使观察更加直观,便于了解骨折的位置、程度,尤其是隐匿性的骨折和脱位。如髋关节三维立体影像的髋臼与股骨头分离技术,是通过 CT 扫描或独立影像工作站中配置的三维影像处理软件,对 CT 扫描获取的原始影像数据进行后期影像处理的一门技术,它可将股骨头与髋臼完全分离,分别对股骨头、髋臼进行独立观察。从而实现了在无创的情况下,运用影像虚拟技术观察髋臼内的情况,和被髋臼包绕部分的股骨头情况,对于临床医生术前诊断,制定手术方案,模拟手术,制作假体模型等提供了翔实的影像资料和数据。此外,颌面部三维重组可作为正畸患者治疗前了解患者缺陷及治疗后评价疗效的一种可视性强、可信度高的方法。还有的利用多层 CT 重建技术行重度脊柱侧弯检查,可更清晰地显示脊柱整体解剖结构和各椎体及椎管正中层椎管结构情况,了解椎管有无异常,脊髓有无受压,有无合并多种先天畸形,以保证手术成功。

(2) 血管的三维重组:DSA 一直被认为是脑血管性病变检查的金标准,但 DSA 毕竟是一种有创伤性的检查,随着多层 CT 技术的发展,使得非创性 CT 脑血管三维成像成为可能,从而为冠状动脉疾病的诊断开辟了一条新的扫描方法。双源 CT 以及 320 层螺旋 CT 可很好地显示冠状动脉的钙化、狭窄等病变形态,与冠状动脉造影相比,其优点在于无创伤、对比剂用量少,患者接受的 X 线剂量少、费用少,适用范围广,简便易行,一般在数分钟内即可完成检查。

(3) CT 仿真内镜成像:它是螺旋 CT 一种新的三维重组技术,有人经过 186 例喉仿真内镜的研究得出结论:利用它进行重组和图像处理,可以充分显示喉腔病变和周围浸润情况,且无需插管、无创伤性,不良反应少,同时可多次观察,达到类似纤维内窥镜的检查效果。有人在 36 例进行 CTVE 胸部疾病患者的检查中螺旋 CT 气管、主支气管三维重组与 CT 仿真内窥镜成像从检查的无创伤性、图像的直观性和整体性以及 CT 仿真内窥镜图像与纤支镜图像的一致性,认为其有着良好的应用前景。同时也有人认为 CT 仿真内窥镜成像能清晰显示上、中、下鼻甲及鼻道。在探讨高分辨力 CT、三维重组、CT 仿真内镜成像等在中、内耳检查的临床应用中,薄层高分辨力 CT 可较好地观察中、内耳的细微结构,三维重组技术的图像较二维图像显示得更加立体直观,CT 仿真内窥镜成像可从耳的任何位置包括弯曲的窦腔内显示前、中、后中耳的结构,且能从各个角度更好地显示听小骨。

磁共振水成像

这里以磁共振尿路成像为例,尿路成像常以泌尿系统造影为主,但受患者年龄、过敏体质、肾功能等因素的影响,或不能进行造影检查,或达不到诊断目的。随着磁共振成像技术的发展,因其无创伤性、安全简便、不需要对比剂、可多方位成像、多角度观察等优点,可解决常规尿路造影检查的不足,对指导临床治疗具有一定的意义。另外,磁共振胰胆管成像目前已作为评价胰胆管系统影像学检查方法,可直接显示胰胆管形态和结构。此外,选择适合参数,口含 Vit C 能较好地显示腮腺管及分支的扩张、狭窄、移位及破坏等病变,与腮腺的常规扫描相结合,对指导临床治疗和手术都有更好的作用。不仅如此,此技术还可用于脑脊液鼻漏的诊断。

磁共振波谱技术

磁共振波谱是医学影像学近年来发展的新的检查手段,作为一种无创性研究活体器官组织代谢、生化变化及化合物定量分析的方法,目前主要在脑部应用研究较多,随着磁共振及其波谱装置不断改进,软件开发及临床研究的不断深入,人们通过磁共振波谱对各种疾病的生化代谢的认识将不断提高,为临床的诊断、鉴别、分期、治疗和预后提供更多有重要价值的信息。有的还可以应用磁共振的功能成像对脑梗死进行早期诊断,甚至在超急性期即能发现脑梗死灶,提高了病变检出的准确性效率,达到早诊断、早治疗,以减少致残率和致死率。

导航扫描

手术导航系统是专为外科手术设计的,广泛用于脑外科和脊髓外科,它的动态光学跟踪定位系统有很高的精确度,在整个手术过程中能向医生提供三维动态影像,即使患者或系统的位置改变,也不影响定位的准确度。手术前系统必须输入患者的 CT 或 MRI 影像数据,然后进行三维重组,自动识别和勾画出病灶大小,确定病灶位置,并分析病灶周围组织情况,向医生提供最佳手术方案,手术中系统提供轴位、矢状位、冠状位和立体影像,显示出探针在人体中的相对坐标位置,以及探针周围组织的解剖结构,保证手术快速准确地进行。

总之,自 1895 年伦琴发现 X 线以来,随着医学生物工程、计算机、微电子技术及信息科学的进步,单纯放射诊断科室已发展成为当今集诊断与治疗于一体的大型临床医学影像科室,对于一个仅发展不到 120 年的学科来讲就有十余位医师荣获诺贝尔奖,便可从另一个侧面反映出该学科的发展。

第二节 在活体上看细胞的分子影像学

当代医学影像在反映人体解剖结构方面已成为临床医师的"眼睛",推动了整个医学事业的发展。然而,人体的疾病是从细胞、分子开始,待发展到器官的改变已几乎进入中晚期,不利于疾病的早诊断、早治疗。为此,作为医学影像必须从形态学诊断进入到分子及功能水平,也只有这样才能保证医学的可持续发展。为此,诞生了分子影像学,它的出现是医学影像学发展史上的又一个里程碑,科技部、原卫生部、国家自然科学基金委对分子医学、分子影像学的研究给予了高度的重视。然而,分子影像学毕竟是刚刚起步,极需多学科合作,尤其是跨学科间的交流与合作,才能促进分子影像学研究的顺利开展。为此,让我们共同领略一下分子影像学的真实内涵吧!

分子影像学的产生

随着分子生物学研究的飞速发展,尤其是基因组学、蛋白质组学及其相关技术的进展,迫切需要某种手段来监测其研究对象在生物活体内的过程,于是以细胞、基因或分子及其传递途径为成像对象的分子影像学(molecular imaging)应运而生。医学影像学历经百年,终于从以解剖结构为成像基础的传统医学影像学发展到了建立在以细胞/分子结构和功能为成像基础的分子影像学时代,这代表了医学影像学的未来,将对现代和未来医学模式产生革命性的影响。

分子影像学的社会需求

随着现代社会的发展,危害人类健康的疾病谱发生了变化,心血管疾病、脑血管疾病、肿瘤和其他慢性疾病成为夺取人们生命的主要威胁。现代医学事业急需更多、更好的现代诊疗技术进入科研和临床,以解决这些慢性疾病的早期诊断、综合治疗和康复随访。

　　然而,美国国立癌症研究所对2304种化合物进行筛选,结果表明,在细胞水平56%的化合物有抗肿瘤活性,而在体只有4%,从而明确细胞水平的研究不等于在体水平研究。加之传统的研究方法需要用大量小鼠进行试验,不能观测连续动态特性。而分子影像技术可以在分子水平上实现生物有机体生理、病理变化的实时、无创、动态、连续在体成像。系统生物学的研究要求在活体动物内实时监测各种基因、蛋白质功能以及之间的相互作用,这就需要研究手段的创新。为此,在体研究是当前生命科学研究的发展方向。

　　21世纪的重大课题是人类健康问题,这在我国《国家中长期科学和技术发展规划纲要》中提出:“重大疾病防治水平显著提高”作为我国未来15年要实现的若干重要目标之一。重大疾病的早期预防、早期诊断和早期治疗成为关系到人口健康和人民生活质量的重大科学问题。

分子影像学概念

　　分子影像学(molecular imaging)是运用影像学手段显示组织水平、细胞和亚细胞水平的特定分子,反映活体状态下分子水平变化,对其生物学行为在影像方面进行定性和定量研究的科学。因此,分子影像学是分子生物学技术和现代医学影像学相结合的产物,而经典的影像诊断(X线、CT、MR、超声等)主要显示的是一些分子改变的终效应,具有解剖学改变的疾病;而分子影像学通过发展新的工具、试剂及方法,探查疾病过程中细胞和分子水平的异常,在尚无解剖改变的疾病前检出异常,为探索疾病的发生、发展和转归,评价药物的疗效中,起到连接分子生物学与临床医学之间的桥梁作用。

分子影像学意义

　　在诊断方面,通过对肿瘤发生过程中的关键标记分子进行成像,可在活体内直接观察到疾病起因、发生、发展等一系列的病理生理变化和特征,而不仅仅显示疾病末期的解剖改变;在治疗方面,观察药物作用过程中一些关键的标记分子有没有改变,即可推论这种治疗有无效用;在药物开发方面,通过设计特异性探针,直接在体内显示药物治疗靶点的分子改变,通过建立高能量的影像学分析系统,可大大加快药物的筛选和开发;在基因功能分析以及基因治疗的研究方面,通过设计一系列特异性探针,建立高通量的基因功能体内分析系统,可实时显示该基因在体内表达的丰度、作用过程,也可在体内观察目的基因表达效率,直接评价疗效。目前主要应用于肿瘤学、心血管疾病、神经系统等方面。

分子影像学的作用

分子影像学能够无创/微创、可重复提供在体/定量/实时/可视化分子/基因信息,甚至多分子相互作用信息。这些独特、真实的个体信息,正是个体化医疗的前提。分子影像学不仅是基础研究中具有诸多优势的重要技术手段,而且将成为基础研究成果转化到临床应用的重要桥梁,在这场医学革命与未来医学实践中发挥着纽带作用。另外,随着多功能纳米材料的进展,分子影像学必将进一步模糊诊断与治疗的界限。分子影像学的进展与靶向治疗学(targeting therapeutics)相辅相成;分子影像学可以解决靶向治疗面临的诸多关键问题,如在分子水平实时评价治疗效果。分子影像学在药物开发全程中也具有明显而巨大的优势。分子影像学必将成为预防疾病与优化临床医学干预决策的又一座灯塔,在个体化医学模式中起主导作用。

分子影像学成像原理

分子影像学融合了分子生物化学、数据处理、纳米技术、图像处理等技术,因其具有高特异性、高灵敏度和图像的高分辨力。因此,今后能够真正为临床诊断提供定性、定位、定量的资料。由此可见,分子影像学不再是一个单一的技术变革,而是各种技术的一次整合。分子影像技术有 3 个关键因素:第一是高特异性分子探针,第二是合适的信号放大技术,第三是能灵敏地获得高分辨力图像的探测系统。它将遗传基因信息、生物化学与新的成像探针综合输入到人体内,用它标记所研究的"靶子"(另一分子),通过分子影像技术,把"靶子"放大,由精密的成像技术来检测,再通过一系列的图像后处理技术,达到显示活体组织分子和细胞水平上的生物学过程的目的,从而对疾病进行亚临床期诊断和治疗。

分子影像学研究的途径

目前,常用的分子显像策略包括直接显像,间接显像,以及标志物显像(biomarker imaging)。除了间接显像(目前常用方法为报告基因成像),分子特异性探针构建与表征是分子影像学研究的核心内容。在实际研究工作中,成像对象——"靶"的选择尤其重要。由于靶向探针的构建与生物学特性研究耗费巨大,"靶"的选择可能决定研究最终科研成果与临床应用价值,需要慎之又慎。根据基础医学研究成果,考察"靶"的生物学功能,尤其在病理过程中的作用,是选择合适成像"靶"的依据。一般的选择标准是该"靶"与某种疾病发生、发展、转移紧密有关;或者其变化过程反应治疗效果。另外,选择成像靶标还需要考虑其位置(细胞膜上或者细胞膜内;血 - 脑屏障内外等)与表达量。针对不同部位的分子靶标,宜采取合适的探针构建策略。

分子影像学的难点

目前最为常用的分子影像学技术有核医学成像技术,尤以 PET 的分子显像研究最具活力。另外,MR 成像及 MR 波谱成像(MRS)、光学成像以及红外线光学体层亦颇多使用,而这些影像技术均有各自的利弊。就单从基因治疗来看,有许多问题没有解决,基因转导或转染是否成功;转导或转染的基因是否分布到靶器官或靶组织,其分布是否最佳;靶器或靶组织内转基表达是否可以产生足够的治疗效应;转导或转染的基因是否以足够高的水平定位于其他器官或组织以诱导产生未预料的毒性反应;在与前体药物联合作用时,转基因表达的最佳时机以及启动前体药物治疗的最佳时机如何;转基因表达在靶组织或器官内可持续多长时间。

分子影像学需要跨学科合作

也正因为各种成像技术各有利弊,存在各种难点,因此常常需要进行跨学科、多角度的交叉与合作,这里既需要生命科学从分子水平提出亟待解决的问题,也需要物理、化学、生物数字、信息学等学科发展适应分子影像学研究的理论与技术,并应用于该领域。同时,需结合当代前沿的纳米科学技术。然而,缺乏多学科的合作成了阻碍分子影像学发展的瓶颈,尤其缺乏与生物、化学、物理、工程、计算机等相关学科的交流和合作。比如在分子探针的设计、制备以及表征分析中,就需要生物工程、生物化学等相关专家的密切配合。

因此,跨学科的专家们首先要坐在一起,寻找共同感兴趣的目标,这里面有临床意义以及前期的基础;共同的兴趣,如 MRI、CT、PET、超声;应在某些方面集中,如抗体。其次,为了提高合作研究的效率要组成固定的研究课题组,明确分工责任,明确时间节点。再次就是经费保证,以及共同发表文章各自的侧重点等。所有以上这些是否需要书面协议,把这理清后才有可能更好地往前走,否则效率不高。

分子影像学的人才培养

把握现代医学影像发展趋势与特征,推动我国医学影像学事业发展,人才培养是关键。设置合理医学影像学学科体系,按照学科发展的需要,培养新型医学影像学人才是当务之急。在各个领域大力宣传分子影像学研究计划,它不仅是优势研究平台,更是由基础研究向临床转化的重要途径。尤其是放射学工作者不熟悉此新兴交叉学科，知识结构需要更新。高等学府是培养人才的世袭领地，但目前医学影像学教材几乎没有涵盖分子影像学的内容。编写相配套教材，将分子影像学基本原则、研究方法、发展趋势与进展等列入基本训练内容。在放射工作者中，重视医学影像学发展的"基础动力学科"的教育，如分子生物学、医学工程学、合成化学及信息科学等。关注生命科学进展，积极发挥影像医学在其中的作用。国家级分子影像学学术机构亟须建立。将分子影像学作为继续教育的重要内容之一，开展相关专业的培训与交流，与临床学科的交流合作应该在更加广泛与更深层展开，积极引进相关专业的高素质人才参与分子影像学研究。

分子影像学评价

在分子影像学中，一个关键问题是如何客观地评价传递和表达的效果，特别是在体（动物或人体）进行评价。目前显示基因表达情况的方法分为有创性以及无或小创伤性两大类。如果要对体内特殊分子或（和）基因成像，必须满足 4 项必备前提：高亲和力的探针，且该探针在体内有合理的药代动力学行为；这些探针可穿透生物代谢屏障，如血管、间叶组织、细胞膜等；化学的或生物的信号扩增方法；敏感、快速、高分辨力的影像技术。

分子影像学对影像医学的影响

至此，影像医学发展逐渐形成了 3 个主要的阵营：经典医学影像学以 X 线、CT、MR、超声成像等为主，显示人体解剖结构和生理功能，以介入放射学为主体的治疗学阵营。分子影像学以 MR、PET、光学成像及小动物成像设备等为主，可用于分子水平成像。三者是紧密联系的一个整体，相互印证，相互协作，以介入放射学为依托，使目的基因能更准确到达靶位，通过分子成像设备又可直接显示治疗效果和基因表达。因此，分子影像学对影像医学的发展有很大的推动作用,使影像医学从对传统的解剖、生理功能的研究,深入到分子水平的成像,去探索疾病的分子水平的变化,将对新的医疗模式的形成和人类健康有着深远的影响。

分子影像学研究进展

分子影像在预临床阶段具有诸多优势,如肿瘤的小鼠模型,通过检测与肿瘤抑制基因捆绑的表达基因荧光素基因的活性,研究肿瘤的发作、发展以及对个性化治疗的反应;研发针对某种肿瘤的新药;研究肿瘤在体内的转移。其主要研究方向和进展在于神经医学的原创性研究(阿尔茨海默病、帕金森病、抑郁症、多动症等神经系统疾病的研究,以及脑功能、成瘾机理、性格与情绪本质、语言活动的基础性研究等)、肿瘤医学的集成性研究(恶性肿瘤的早期诊断、肿瘤良恶性的判断与分级、肿瘤转移灶的探查、肿瘤化疗中多药耐药性的监测和逆转、肿瘤放疗时的方案制定等)、其他慢性病的应用基础研究(心血管疾病活动性斑块的研究、糖尿病胰岛细胞的功能研究、骨质疏松症破骨成骨功能的研究、肝硬化成因和分级的研究等)、新治疗技术的参与性研究(冠状血管搭桥术中的应用、心肌细胞移植治疗中应用、神经干细胞移植中的应用、器官移植中的监测、在基因治疗中的应用等)、新药研制的开发性研究(Micro-PET、Micro-SPECT 给人类的新药研究带来了一场革命,更为中药的现代化研究带来了一次极好的机遇)、其他(在公共卫生等方面的应用性研究)。

分子影像学在制药中的前景

当前生物制药领域的趋势是由于药物不良反应,超过 99% 的药物不能通过预临床实验,需要运用影像学、基因分型与人体建模等方法进行预测试,特异性生物标记使疾病的早期诊断和个性化治疗成为可能。开发一类新药,需要 10 亿~20 亿美元和 10~15 年研究周期,而分子影像技术的引入将会至少节约一半的开发时间和经费,这极大加快了药物的研制开发速度,缩短了药物临床前研究的时间。促进制药厂的药品研发,同时为药品监管部门进行新药审批提供了证据。能够提供更准确的诊断,使治疗方案最佳地匹配患者的基因图谱,可以帮助制药公司研发个性化治疗的药物;可以促进药物不良反应、药物疗效的在体定量评估、给药途径、药物剂量学、药物立体结构和动物种类对药物化疗影响的研究工作;可以促进中医药学研究及应用的进一步探索。

分子影像学与介入放射学的关系

随着分子影像学的不断发展与延伸,已越来越明显地展示了介入放射技术与分子影像技术的相互依存关系,尤其是一些分子影像技术一旦进入临床应用,就必须借助于介入技术的支持。例如干细胞移植技术就与介入技术与分子影像技术息息相关,前者为将来大多数干细胞移植技术所必需的手段,后者是干细胞移植技术应用于临床的先决条件。此外,各种基因治疗的导入手段也需要介入技术予以实现,而基因治疗的临床应用则必须借助于分子成像技术予以监测。因此,这无疑极大地拓宽了介入放射学的领域,成为介入放射学下一代的重要组成内容,更为重要的是通过分子影像学的结合有可能使介入放射从单纯的"技术"走向"学科"的重要机遇。若将分子影像技术融合于介入技术,必将提升介入放射学的科学含量。

分子影像学展望

无论如何,分子影像学尚处于婴儿期,后面还有很长的路要走,目前的工作仅仅是分子医学的开端,随着疾病发病机理研究的进一步深入,分子医学更多研究成果应用于临床疾病的基因诊断和治疗,分子医学与临床跨学科合作将拓宽和加强,通过多学科的互动推动分子影像学的健康发展。那时的医学影像科将更加开放、趋向生物化学、生物物理学、生物工程学和医学影像等多学科融合发展。

第三节　进入医学影像分子诊断水平的 PET/CT

PET 的全称是正电子发射体层成像,它是采用正电子放射性核素与人体内某些代谢活性物质结合,反映不同组织器官内的局部血流量、氧利用率、葡萄糖和蛋白质代谢程度等指标,达到无创伤性诊断疾病的目的。比如肿瘤组织对葡萄糖的摄取远远大于正常组织,这在肿瘤组织部位会形成浓聚灶,这样 PET 可以定量研究肿瘤的浓聚程度,实现对真正肿瘤组织与正常组织的区分,利于治疗靶点的勾画,区分有活性与无活性的肿瘤组织或转移性淋巴结。

PET 的优势

PET 是目前唯一可在活体上显示生物分子代谢、受体及神经介质活动的新型影像技术,现已广泛用于多种疾病的诊断与鉴别诊断、病情判断、疗效评价、脏器功能研究和新药开发等方面。它具有灵敏度高、特异性高、全身显像、安全性好的特点,具体反应如下:

PET 是一种反映分子代谢的显像,当疾病早期处于分子水平变化阶段,病变区的形态结构尚未呈现异常,MRI、CT 检查还不能明确诊断时,PET 检查即可发现病灶所在,并可获得三维影像,还能进行定量分析,达到早期诊断,这是目前其他影像检查所无法比拟的。MRI、CT 检查发现脏器有肿瘤时,是良性还是恶性很难做出判断,但 PET 检查可以根据恶性肿瘤高代谢的特点而作出诊断。

PET 一次性全身显像检查便可获得全身各个区域的图像。PET 检查尽管用核素有一定的放射性,但所用核素量很少,而且半衰期很短,2~110 分钟,经过物理衰减和生物代谢两方面作用,在受检者体内存留时间很短。所接受的射线剂量很低,一次扫描辐射量仅相当 2 次胸部 X 线摄影,远远小于一个部位的常规 CT 检查。加之,PET 检查极少引起过敏反应,因而安全可靠。

哪些患者适合做 PET 检查

哪些患者适合做 PET 检查呢？一是肿瘤患者。目前 PET 检查 85% 是用于肿瘤的检查,因为绝大部分恶性肿瘤葡萄糖代谢高,FDG (脱氧葡萄糖)作为与葡萄糖结构相似的化合物,静脉注射后会在恶性肿瘤细胞内积聚起来,所以 PET 能够鉴别恶性肿瘤与良性肿瘤及正常组织,同时也可对复发的肿瘤与周围坏死及瘢痕组织加以区分,现多用于肺癌、乳腺癌、大肠癌、卵巢癌、淋巴瘤、黑色素瘤等的检查,其诊断准确率在 90% 以上。这种检查对于恶性肿瘤病是否发生了转移,以及转移的部位一目了然,这对肿瘤诊断的分期,是否需要手术和手术切除的范围起到重要的指导作用。

通过改善非小细胞肺癌的分期,PET 可延长患者的生命。PET 对小细胞肺癌的诊断和分期亦有帮助。研究证明,PET 鉴别局灶性肺病变的良恶性非常准确。诊断恶性肿瘤的平均敏感性和特异性分别为 96% 和 74%。对纵隔分期 PET 优于 CT,PET 的平均敏感性和特异性分别为 79% 和 91%,CT 的平均敏感性和特异性分别为 60% 和 77%。PET 和 CT 联合应用可提高纵隔分期诊断的准确性。全身 PET 可提高局部和远处转移的检出率。诊断纵隔和远处转移的综合敏感性和特异性分别为 95% 和 83%。在怀疑或确诊肺癌时,PET 检测 <1cm 和 >3cm 淋巴结病变一样准确和可靠,准确性比 CT 高。PET 也可用于胸腔积液的诊断;胸膜 FDG 摄取高提示胸膜转移;心包 FDG 摄取增加则提示心包受累。

二是神经系统疾病和精神病患者。可用于癫痫灶定位、老年性痴呆早期诊断与鉴别诊断,多巴胺受体显像有助于精神分裂症、迟发性运动障碍、帕金森病和亨廷顿病的诊断,可评价缺血性脑血管病所致代谢紊乱、卒中,脑血栓或脑出血后脑功能恢复和脑缺血前后血流动力学的变化,在艾滋病性脑病的治疗和戒毒治疗等方面的新药开发中有重要的指导作用。此外,PET 还可用于抑郁症患者的鉴别诊断。

三是心血管疾病患者。能检查出冠心病心肌缺血的部位、范围，并对心肌活力准确评价，确定是否需要行溶栓治疗、安放冠脉支架或冠脉搭桥手术。能通过对心肌血流量的分析，结合药物负荷，测定冠状动脉储备能力，评价冠心病的治疗效果。

PET 对制定治疗策略、监测疗效和确定预后的意义

PET 可用于确定放疗野，评估疗效，检测残存或复发的肿瘤。通过 PET 确定局部和区域淋巴结受累情况，有助于确定照射覆盖肿瘤的范围，减少正常组织的照射，从而减少不良反应。PET 也可用于评估肿瘤的恶性程度和预后。无论起初临床分期如何，高代谢肺癌复发危险较大。FDG 摄取高（SUR>10）和直径 >3cm 的肿瘤预后最差，生存期常 <6 个月。虽然 PET 并不能代表病理结果，但 PET 与细胞分化关系密切，因此与预后相关。研究发现，治疗后 PET 明显阳性患者的预后比阴性患者差。

PET 与组织学诊断的相关性

PET 可通过确定最容易的径路和代谢最活跃的病变，指导有创诊断检查。经过严格挑选，在一些容易发生并发症的患者，PET 有可能取代活检和手术评估。此外，在某些可切除的肺癌病例中，PET 可使患者避免活检，而直接进行开胸手术。有研究发现，在恶性肺内病变的诊断中，PET 与经胸针吸活检敏感性相同，但危险性明显减少。

PET 的成本 - 效益

据资料显示，肿瘤患者术前做 PET 检查后，有近三分之一需要更改原订手术方案。在肿瘤化疗、放疗的早期，PET 检查即可发现肿瘤治疗是否已经起效，并为确定下一步治疗方案提供帮助，甚至可在肿瘤化疗、放疗后 24 小时发现肿瘤细胞的代谢变化。研究指出，对

肿瘤的正确分期对患者最重要的一点是影响治疗方案,很多患者使用全身 PET/CT 确定的肿瘤分期与全身磁共振相比,治疗方案有所不同,因此建议用全身 PET/CT 作为肿瘤分期的一线工具。

在孤立性肺结节的诊断和有可能手术的非小细胞肺癌的治疗中,PET 在成本 - 效益方面是很合算的。不仅如此,美国的部分保险公司仔细研究了肿瘤患者所花费的保险费,发现应用 PET 可早期发现恶性肿瘤,使患者得到及时治疗,反而节省了医疗费用。而一些未应用 PET 检查的患者,因发现肿瘤时已处于中晚期,不仅要花费大量的金钱治疗,且预后也不好。所以,他们改变了策略,准予投保者报销用于各种肿瘤诊断和鉴别诊断的 PET 检查费用。于是,多家保险公司效仿,使 PET 在全球范围内从科学研究手段逐步转变为临床实用的影像技术。

不足之处

PET 的不足之处在于:炎症、感染、良性肿瘤、生理性因素、医源性或创伤因素可引起假阳性结果,纵隔淋巴结附近同时存在炎症和原发病灶可使 PET 出现假阳性。病变范围小、高血糖和某些低代谢病灶,如支气管肺泡细胞癌、马乔林溃疡或类癌可引起假阴性结果。所以,应该与其他影像学技术配合使用,以避免检查的盲目性和造成漏诊。

此外,PET 的缺点还有空间分辨力不足,难以精确定位,所以要借助 CT 弥补 PET 的不足,以达到精确定位的目的。这样 PET 和 CT 这两种图像融合之后既可精确定位又可定性。所以说 PET/CT 主要由两部分组成,即 PET 和 CT 组成的一体机,两者既相互独立又相互依存,最后利用计算机图像融合软件实现图像的融合。

注意事项

该检查患者须在空腹的状态下进行,高血糖可影响 PET 的检查结果,故扫描前血糖水平应小于 8mmol/L。有结果表明,糖尿病患者尽管血糖正常或轻度升高仍可保持 PET 的敏感性。此外,PET 检查时间较长,扫描期间患者必须保持静止不动,否则运动产生的伪影会影响图像质量。

第四节　磁共振技术是这样变迁的

当今的医学磁共振由过去单一的观测生理、病理条件下的生物体解剖结构以及形态学上的变化,发展到研究生物体功能与活动机制,并进入到分子影像的阶段。从 1978 年 5 月 28 日获得了第一幅人体头部 MR 影像以来,磁共振成像(MRI)在临床应用和科学研究方面起着越来越重要的作用。我国自 1985 年引进 MR 设备以来,目前装机已数千台,普及到较为发达地区的县、市级医院。

MRI 之所以受到医学影像学专家的青睐,是因为医学磁共振检查具有无 X 线辐射、软组织分辨力高、可多方位成像等诸多优势,几乎可用于包括全身在内的所有组成部分(如颅脑神经系统、腹部、呼吸系统、心血管系统等),并随着医学磁共振硬、软件的进步,使其检查时间大大缩短,可全面、快速、早期地显示病灶,为临床诊断、鉴别、分期、治疗和预后提供更多重要的信息,全面推动了医学临床科室的发展。临床科室从来没有像今天这样依赖于医学影像科。

磁共振弥散成像

磁共振弥散成像技术是目前在活体上测量水分子弥散运动与成像的唯一方法,最常用的 MRI 弥散成像技术主要包括弥散加权成像(diffusion weighted imaging,DWI)和弥散张量成像(diffusion tensor imaging ,DTI),可用于大脑半球白质纤维束、脑白质疏松、脑缺血性病变、颅内肿瘤等。

DTI 可了解正常人白质纤维束随年龄变化的特点,以及病变造成的白质纤维束受压、移位、变形、浸润与破坏,为病变的诊断与鉴别诊断提供更多信息,也为手术方案的制订,术后随访提供了依据。但DTI也有其局限与不足,表现在弥散梯度引起涡流,使纤维束方向确定不可靠,磁场不均匀性使图像扭曲变形,影响DTI定量分析;较小纤维束显示不佳或不能显示;受水肿等因素影响受压与破坏判断不确切。因此,它只能作为病变诊断与鉴别诊断补充信息。

随着缺血性脑卒中治疗学的进展,对其影像诊断提出了更高的要求。对疑有超急性和急性卒中的患者,以往仅要求确定是否为脑梗死,即排除脑出血等非缺血性神经系统疾病。然而,现在则进一步要求了解缺血的程度,是否适合溶栓治疗,以及血供受侵犯的区域是否在行溶栓治疗后还能存活和恢复。

一般认为溶栓治疗的时间仅为起病后的3~6小时,故被称为"时间就是脑子"。弥散加权成像(DWI)诊断急性期脑梗死的敏感性和特异性为88%~100%和86%~100%,对超急性期脑梗死的诊断价值远优于CT和常规T_2MRI(包括FLAIR成像),目前超急性和急性脑梗死的诊断和鉴别诊断中,DWI MRI已属不可缺少的手段。

MR脑灌注成像的优点是MR一次检查除了包括脑灌注成像外,还有组织状态(弥散),血管显像(MRI血管成像)和解剖图像;在灌注检查时刻对整个脑组织成像,而不是有限的脑组织量。通过磁共振弥散成像对脑肿瘤周水肿的临床应用研究得出结论,近侧瘤周水肿区ADC(EDC)值可用于高级别胶质瘤与转移瘤、脑膜瘤及炎性病变之间的鉴别诊断,但用于鉴别胶质瘤的肿瘤组织和瘤周水肿不可靠。

功能磁共振成像

功能磁共振成像(functional magnetic resconance imaging,fMRI):是近年来关注的开发课题之一,理论上讲,以反映器官功能状态为成像目标的磁共振成像技术都应称之为功能磁共振成像。目前,临床上已较为普遍使用的功能磁共振成像技术有灌注加权磁共振成像技术（perfusion weighted imaging，PWI）、弥散加权磁共振成像技术（diffusion-weighed imaging，DWI）、磁共振波谱和波谱成像技术（MRS）以及血氧水平依赖磁共振成像技术（BOLD）。而就脑功能成像技术而言，包括脑血流测定技术，如注射对比剂、灌注加权和血氧水平依赖（blood oxygenation level dependent，BOLD）成像；脑代谢测定技术，如 ^1H 和 ^{31}P 的位移成像；神经纤维示踪技术，如弥散张量和磁化转移成像。

脑科学研究是最具有挑战性的研究课题之一，是对人脑工作机制即人脑高级功能的研究，如视觉、听觉、认知（语言、记忆）和运动功能等。了解人脑的高级功能可以使人类更好地认识脑、保护脑、开发脑和利用脑，为许多重大脑疾病（如老年痴呆、帕金森综合征和药物依赖等）的诊断、治疗以及病理学研究提供科学依据。目前，国内的 fMRI 脑功能研究正在由单一的功能研究转向多功能协同研究；由常规的感觉、运动、视觉、听觉的研究向语言、认知、情感、记忆等方面扩展和深入。

像任何新兴科学一样，fMRI 尚存在着一些亟待解决的问题：成像系统本身和成像环境所造成的系统噪声，患者呼吸、心脏跳动以及与刺激无关的神经活动造成的生理噪声等，将严重影响脑功能活动区的定位。头部运动是造成 fMRI 图像运动伪影的主要原因，这就需要在成像前固定患者的头部，而对于严重脑部疾病的患者则利用图像配准技术对运动伪影进行校正处理。

不过，这些问题并不会阻碍 fMRI 的应用前景，反而促使 fMRI 向多技术联合的方向发展。例如将 fMRI 和 PET 有采用图像融合或配准技术，就可得到更多的脑功能性活动信息；fMRI 如果与一组具有时间特性的脑电磁检测手段（脑电图、脑磁图等）相结合，就有可能解决脑区域性活动的时间问题。

肺实质成像

长期以来,肺实质成像对 MRI 来说是个巨大的挑战,主要原因是肺实质内质子密度很低,缺少产生 MRI 信号的物质基础,加之伪影等原因,影响着肺部 MRI 的成像质量,随着 MRI 成像技术的快速发展,MRI 肺通气或灌注成像已成为可能。

大量的研究表明,血管生成与肿瘤的生长、转移,以及肺癌患者的预后有着密切的关系,发展新的、能准确无误地评估肿瘤新生血管及肿瘤对抗血管生成治疗效果的成像方法已成为现代医学影像学的一个重要挑战。经过对肺癌 MRI 动态增强模式与肿瘤血管生成的相关性做了研究,发现免疫组织化学切片中显示微血管的分布与动态增强 MRI(DCE-MRI)强化形态表现呈较好的一致性,为利用 DCE-MRI 分析肺癌肿瘤血管生成提供了客观依据。因此,肺癌的微血管密度是其在动态增强 MRI 上不同表现的病理生理学基础,动态增强 MRI 方法不仅能够替代组织病理学方法评价肺癌的血管生成,而且能比后者获取更为综合全面的有关肿瘤血管生成活性的信息。

MR 成像技术在肺癌肿瘤血管生成的研究,显示出现代医学影像学从单纯的形态学研究向形态与功能相结合的方向发展的趋势,并逐渐从宏观走向微观。

磁共振波谱

磁共振波谱(magnetic resonance spectroscopy,MRS)是目前唯一可以无创性在体研究生理病理代谢变化的新兴技术。它利用化学位移的微小变化采集信息,并通过放大增益经傅里叶变换将其转换为 MR 波谱,测定人体能量代谢和体内化学物,并用数值和图谱的形式来表示的。

有研究表明,Cho 浓度升高提示肿瘤细胞密度增加,意味着肿瘤细胞生长增殖活跃。病理状态下,Cho 峰可发生各种变化,导致细胞膜的转运动能增加及细胞增殖增加的病理情况,如恶性肿瘤、脑癫痫等,Cho 峰升高;某些组织结构被破坏的病理情况,如脓肿、坏死等,Cho 含量降低。当 ^1H MRS 结合 MRI,可明显提高肢体骨病变或肢体软组织肿瘤良恶性鉴别诊断准确率。

磁共振成像对前列腺癌的分期诊断价值较高,尤其是 FSE T_2WI 和直肠内线圈(endorectal coil,ERC)的应用,使前列腺癌的 MRI 诊断准确率进一步提高,达到 82%~88%。但 MRI 在临床应用中仍存在一些问题,如 MRI 诊断前列腺癌是基于 T_2WI 在前列腺高信号的外周带内出现低信号区,位于中央带的前列腺癌无法检出;外周带的炎症等亦可呈低信号,无法与癌鉴别;前列腺癌患者经内分泌、放射、冷冻等治疗后,其前列腺外周带信号减低,与癌之间的对比减小甚至消失;穿刺活检后的出血在 T_2WI 亦可呈低信号,与癌不易鉴别。而磁共振波谱分析(magnetic resonance spectroscopy,MAS)、磁共振扩散加权成像(diffusion weighted imaging,DWI)、磁共振灌注成像(perfusion weighted imaging,PWI)、可从不同角度了解人体器官的分子生物学和组织学信息,通过观察其生理、病理和血供的改变,描述活体器官的功能状态,为疾病的早期发现、不典型疾病的鉴别诊断提供依据。

以往对于乳腺癌的早期诊断均认为是钼靶 X 线检查,而 MRI 是乳腺肿瘤影像检查技术中敏感性、特异度、准确度最高的检查方法,结合肿瘤的形态学特点,观察肿瘤血流动力学变化过程,分析磁共振波谱(MRS)和 ADC(表观扩散系数)图等,可为乳腺癌的早期诊断和正确治疗提供依据。

磁共振分子影像学

磁共振分子影像学(magnetic resonance molecular imaging)可用于基因治疗与表达的监测、肿瘤血管生成、受体成像等。

磁共振基因成像是继核素基因显像后出现的新的无创性技术,其突出的特点是具有更高的空间分辨力,可以进行反复无创性动态观察。其潜在应用包括明确基因转导是否成功;定位靶组织内的基因分布是否合适;评估靶细胞的基因表达水平。因此,当今的 MR 已从传统的非特异性物理、生理特性成像深入到特异性细胞分子水平成像,疾病评价指标也将从描述病变的大小、形态、解剖部位、信号强度等深入到酶、受体、功能性指标等,从而对疾病的评价更完善,更具有特异性。

第五节　医学影像技术保障最佳疗效

疾病治疗究竟靠什么?

患者的病究竟是靠什么治好的,是打针? 是吃药? 还是靠手术刀治好的? 这里以肺癌为例,2005 年美国肺癌 172 000 例,死亡 163 000 例,5 年生存率小于 15%;欧洲 22 个国家联合调查 42 种癌症,覆盖 180 万人,5 年生存率小于 20%;我国肺癌 5 年生存率小于 10%,平均为 6%~7%。换句话说,晚期肺癌无论走到哪里,也无论采用什么方法都难以缓解病情。其他肿瘤的情况基本与之相同。

但是,肿瘤是一种可防可治的慢性疾病,如果早诊断、早治疗,争取根治,5 年生存率将大于 90%,其中不少可存活 10~20 年,甚至更长。由此可见,延长肿瘤患者生存期的根本出路就在于早期诊断。而对于一些急症来讲,如心梗、脑梗、肺动脉栓塞等,倘若能够在 2 小时内溶栓治疗,其治疗效果甚佳;如果在 6 小时后溶栓,则效果减半;一旦到了 12 个小时后再治疗,则病死率尤高。再从慢性病来看,如类风湿,早诊断、早治疗,患者不致残、不僵直;如果误诊 2 年,则 50% 的患者致残。传染病也是一样,如肺结核一旦误诊后,不仅传染正常人,而且失去初治的机会,转入复治或难治的重症。创伤骨折也是这样,要及时复位固定,误诊后没能及时复位将造成畸形愈合或骨不连。因此,最好的药物、最好的手术是时间,只有在早期诊断的前提条件下,那些药物、刀子才能发挥最大的作用。一旦晚了则什么方法都不能达到理想的治疗效果。

医学影像能否早期诊断疾病?

对一家医院来讲,没有任何一个临床科室,其医院照常运行;但是不能没有医学影像科,就这一点来讲,医学影像科就奠定了它在医院中的作用和地位。那么,医学影像有没有能力达到早期诊断疾病呢? 答案是肯定的。医学影像可以早期发现病变,准确定位、定性,还可以对疾病的发展进行分期,帮助临床评价治疗效果,以及随访。就拿垂体微腺瘤来说,临床医生看不见、摸不着,甚至以前拍片也不能看清;超急性脑梗死,普通 CT、磁共振看不见,会遗漏。而现在不同了,有对比增强、动态观察,有弥散加权、灌注成像等一些新技术的开展,可以在治疗前对有些疾病进行定性诊断,减少了过去开膛剖肚的术前"剖胸、剖腹探查",改善了患者的预后,延长了患者的生命,提高了生活质量。

早期诊断是靠影像诊断还是靠影像技术?

可以定性的征象、证据,是靠谁去寻找、去发现呢? 诊断证据的发现不是靠诊断医师,他(她)只是对诊断证据起到认识、评价的作用,相当于"法官"。而证据的寻找、采集是靠影像技师来完成的,他(她)相当于寻找证据的"侦探"。他(她)充分利用当今的数字技术,如平扫、薄层、三维重组、注射对比剂、延时扫描及后处理技术,将病灶全方位展示。因此,治疗离不开影像诊断,而影像诊断又离不开影像技术,是医学影像技术的进步丰富了医学影像诊断学,是医学影像技术的进步促进了循证医学的发展。

第六节 影像学检查怎样规范?

随着人们法律意识的提高,各类服务均讲究"规范"二字。那么,作为医学影像学检查有没有规范呢？答案是肯定的。作为医学影像学检查的规范其最终的目的就是以最小的代价获得最大的收益,即获得能够满足诊断要求的、最佳的影像质量,这可从以下几个方面做起。

认真做好检查前的准备

认真做好检查前的各项准备工作,是获得优质影像的前提条件。比如做上消化道钡餐检查,在检查前就得不吃、不喝,否则不利于钡剂在消化道里涂布,因食物的存在造成假性占位性病变。如果是做钡灌肠,就得在上述基础上做好肠道准备,避免把粪块当成肿瘤影。同理,做泌尿系检查,无论是做泌尿系的腹部平片X线摄影,还是做静脉肾盂造影,也得这么做,避免把粪渣疑为结石,或是因粪渣挡住结石影。在做DSA(数字减影血管造影)前要禁食4小时,以防在造影或是化疗过程中患者出现呕吐造成窒息。在做PET/CT检查前不仅不能吃,不能喝,而且还需要很好地控制血糖,以免因局部摄取造成浓聚。在做CT的冠状动脉成像前需要控制心率,通常在65次左右其检查的效果较好。相反,在做腹部CT前需口服稀释的对比剂,并根据腹部所需检查的部位进行定量、定时地口服,且定时检查,这样不仅可减少因肠腔气体造影的伪影,而且还可因稀释对比剂的填充利于解剖结构的分辨。此外,在做妇科超声检查前需憋尿。

检查时认真做好每个细节

在进行医学影像学检查时往往需关闭检查室的门,其目的之一是对等待检查的患者进行X线防护,因此一旦检查室的门紧闭,或是检查室门上的红灯亮时,说明里面正在给患者检查,这时您要远离这是非之地。其二是为了患者的绝对隐私,因为检查时患者不仅需要除去一切干扰影,如项链、玉佩、胸罩、拉链、金属扣、皮带、膏药等,避免这些产生伪影或阻挡影像学诊断,同时为了提高X线摄影的一次性成功,减少因重复拍摄给患者带来的X线辐射,患者必须暴露一定的部位,好让医生根据身体部位来确定摄影的中心线。紧接着,就是配合好医生进行检查,尤其是呼吸与屏气的把握,谨防因呼吸移动产生模糊伪影,或是因呼吸移动使诊断漏检,与此相关的检查有 X 线胸片和腹部平片、胸腹部 CT 和磁共振的检查以及腹部超声检查。此外,为避开人体某些组织与结构的重叠,您要配合医生做适当的转动,左转转、右转转,一切行动听指挥。在做消化道钡餐检查及心胸三位片时,让您咽一口钡剂,叫您咽时才能咽,避免配合不协调,使您多吃 X 线。在做颈椎平片检查时,让你上下牙齿移动,是为了通过自加断层达到牙齿及颌骨通过移动达到模糊,从而突出后面的颈椎影像,但也只能仅此而已,切不可将头部及其他部位跟着动。

发现问题及时解决

做完检查单上的影像学检查后,医生有时会发现某种病变,如在肺部发现一个或多个小结节,这时就得对这极个别的小病灶进行薄层扫描,也就是通过减小层厚来察看其周边的细节或内部结构。当确定是肺癌后,想知道有否淋巴结转移,就得做对比增强的造影检查,这有利于癌症的分期。如果这类病灶是在肝脏,就需要对其占位进行肝癌、肝血管瘤、肝脓肿的鉴别诊断,这不仅要平扫,而且还得增强,更主要的是需要延时扫描,通过间隔五六分钟,看看病灶内对比剂有否变化。这一步步有条不紊的医学影像学检查是为给病灶定性,必要时还要给局部病灶进行灌注扫描,通过对同一层面的病变进行连续扫描,看其对比剂峰值特征,以判断其良恶性。

规范影像学复查

影像学的复查较常见,一般有几种可能,其一,对于疾病早期,病灶显示不具影像学特征,或是其仅有的特征模棱两可,不利于定性诊断,这时就需要随访观察,有 1 个月、3 个月、半年等,遵从医嘱执行。其二,疾病在转归过程中,有可能向好处发展,也有可能向坏处发展,前者复查的目的是看看是否治愈,有没有必要停止治疗。而后者,复查的目的是看看治疗方案是否对路,有没有必要改变治疗方案。其三,是为了检查疾病有否复发的可能,这主要用于癌症及恶性病变的复查,以待进一步治疗。其四,在治疗过程中,因种种不慎,促使病情加重,或是再次造成创伤,也得复查。其五,就是手术后,观察手术治疗的情况。其六,就是骨折的患者,手法复位或手术切开复位后,想通过影像学复查了解对位、对线、对轴的情况,有否造成嵌插、扭转、错位。

第七节 单纯追求影像质量不可取

当今的医学影像已全面步入数字化时代,可是什么样的照片才能算得上是一张好的 X 线照片呢? 至今尚没有统一的质量标准。

关注的焦点

联合国原子辐射效应科学委员会(UNSCEAR)曾报告,20 世纪末全世界每年接受 X 线诊断的人次数已逾 24.3 亿,我国 1998 年接受 X 线检查总人次数达 2.45 亿。2000 年全球医用不同类型 X 线检查集体剂量年度分析,CT 检查占 34%,消化道检查占 17%,胸部摄影占 15%,骨骼摄影占 12%,血管造影占 10%,腹部摄影占 2%,头部摄影占 1%。放射学、介入放射学等医用辐射所产生的医疗照射已成为公众所受各种电离辐射照射中不断增加的最大的人工来源,X 线诊断的放射卫生防护已成为关系所有公众成员及其后代的重要公共卫生问题,而目前国内医疗机构很少有人做这方面的研究。

辐射剂量加大的原因

目前全球总体 X 线剂量急剧增加的 3 个原因是:多层螺旋 CT 机的应用普及和多项技术的广泛应用(如心脏冠脉检查);采用薄层

层厚锥形线束扫描,降低了射线剂量的利用率;接受 CT 检查的患者急剧增加。而在我国,循证医学的开展、医疗取证倒置的需要、迷信高精尖设备等,可能是辐射剂量加大的原因。

屏 - 片与数字摄影的区别

在传统屏 - 片系统中,摄影参数决定照片密度、对比、层次;而在数字摄影中,控制信噪比决定着图像质量。加之数字摄影曝光条件的选择系统有较大的宽容度,且图像的密度、对比度、层次都可以通过后处理来改变,从而使人们疏于对选择曝光条件严谨性的把握,常常是宁高勿低。此外,由于探测器较大的面积,使人们忽略了对照射野范围的严格控制。由此,对于能够同样满足诊断需要的照片来讲,剂量可以相差几十倍。数字图像不能单纯就图像的感观质量进行评价,系统之间的性能比较应以使用剂量为前提。

影响医学影像质量的因素

影响医学影像质量的因素很多,但与照射剂量相关的就是噪声,它是影响医学数字图像质量的重要因素,妨碍人的视觉对所要接收信息的理解,淹没病灶信息、干扰诊断信息传递,过量的噪声能淹没微小病灶信息,影响影像质量和疾病诊断的正确性。影像噪声主要来源于量子统计噪声、结构噪声、电子噪声、显示系统噪声、重建算法误差噪声,等等。一句话数字图像总是与噪声为伴,影响噪声的因素都考虑到了,噪声还是不可避免。增加 X 线量能够抑制噪声、提高信噪比、提高图像质量,但高质量的图像要以患者过多接受剂量为代价,同时还意味着辐射剂量会增加患者的风险。然而一定水平后,图像质量的改进可能不再具有临床意义。

辐射剂量加大的相关风险

从辐射诱癌和其他因素导致死亡概率来看,吸烟(仅诱癌死亡,一年)每万人死亡概率为 12,肾脏和肝脏 CT 检查(一次检查)每万人死亡概率为 12,泌尿 X 线摄影(一次检查)每万人死亡概率为 2,腰椎 X 线摄影(前后位,一次检查)每万人死亡概率为 0.2,胸部 X 线摄影(后前位,侧位,一次检查)每万人死亡概率为 0.02。

从男子生育力改变与受照剂量的关系来看,受照剂量为 15~20cGy 时精子中度减少,当受照剂量为 50cGy 时精子明显减少,当受照剂量为 100cGy 时精子严重减少,当受照剂量为 200~600cGy 时精子消失,当受照剂量为 200~300cGy 时暂时不育(12~15 个月),当受照剂量为 400~500cGy 时短期不育(15~24 个月),当受照剂量大于 500~600cGy 时永久不育,卵巢部位一次受照射剂量为 250~600cGy 或分次照射总量为 600cGy 时,可造成终生不育。

牛津大学和英国癌症研究中心的科学家在对 15 个国家的统计数据进行分析后发现,英国每年诊断出的癌症病例中有 0.6% 是由 X 线检查所致。在 X 线和 CT 检查更为普遍的日本,每年新增癌症病例中有 3.2% 是由这两种检查造成的。负责此项研究的埃米·冈萨雷斯表示,此项研究并不是要抹杀 X 线和 CT 检查的重要性,只是想提醒医生在采取这两种检查时应谨慎行事。为此,在数字 X 线摄影时不能单纯追求图像的高质量,这样会使患者过多地接受辐射剂量,应大力提倡低剂量检查。

适度噪声的可行性

图像质量以解决患者问题为准,不同病情要求不同质量的图像。在不影响疾病诊断的前提下,应允许适度噪声的存在,这一概念适用于所有辐射检查。这是因为噪声主要影响低对比度分辨力,高对比影像可以容忍一定噪声水平的存在,如有对比剂情况、天然对比良好。因此,低剂量摄影可以广泛使用,如对于轻微骨折、原发性骨肿瘤等影像要在高密度环境下发现密度变化,需要高质量的图像;而对于显示脱臼、异物、退行性病变及各种感染疾病、肿瘤仅需中等质量的影像即可。对于测量、假肢植入的观察,肺炎复查、跟踪观察只需要低质量的影像就可满足影像诊断。所以,要合理对待,平衡好这对矛盾是影像医生,甚至是临床医生的责任。

质量控制的重点

以现在的螺旋 CT 扫描剂量水平致癌风险是极小的,但患者在短期内的多次扫描,甚至一天内的几个部位 CT 检查所累积的剂量是不可忽视的,尤其是现在的心脏冠状动脉 CT 扫描一次就可达到 $10\sim14mSv$ 的剂量当量,再加上其他部位的扫描,随机性效应的发生极有可能,随着剂量的增加辐射诱发癌症的风险越来越大。

因此,图像质量-剂量控制原则应以确保影像质量能满足临床检查需要下的最低剂量,任何盲目地过多使用剂量都属失误。要像屏-片系统关注照片密度那样敏感地关注曝光指数,据此修正下次曝光条件。希望医生就像当年接受高千伏胸部影像那样接受有适度噪声水平的数字图像。对不同的诊断目的,提供不同噪声水平的图像。当然,影像噪声可接受的水平需要医生的评价;各种疾病需要达到的图像质量水平,需要有丰富经验的医生总结,这也是今后医学影像质量控制应关注的重点。

第八节　影像检查怎样算合理

作为 20 世纪发展最快的医学影像,在为患者排忧解难的同时,也因检查价格相对偏高,检查时间及候诊时间相对较长,给患者带来"看病难、看病贵"的困惑。

看病难、看病贵原因之一:设备更新费用升级

近年来,随着电子学、计算机科学的不断充实、创新和应用,医学影像学得到了迅速发展,它由过去靠几元钱透视、拍片的单一 X 线

诊断学发展成为包括常规放射学在内的 CR、DR、CT、磁共振、介入诊疗、彩色多普勒、核医学、PET/CT 等现代医学影像学。而对于我国大医院来讲，这些现代化设备的引进往往依赖进口，并成为医院发展的平台，在激烈的市场竞争中形成相互攀比。由此，进行相关的医学影像学检查的费用少则近百元、多则近万元。加之有的现代化设备未纳入医疗保险，以及政府投入不足，致使检查费用在逐步攀升。而所有这些新的检查设备、新的检查技术也只有大医院能够买得起，这就导致了国人无论是看大病还是看小病都一窝蜂地拥向大医院，致使在大医院检查看病的患者人满为患，从而造成了看病难。

看病难、看病贵原因之二：传统检查淡化

由于医学影像设备的进步，CT、磁共振的检查适应证更宽，传统 X 线检查在胸腹部被逐渐淡化；对于肺癌的普查，CT 的敏感性与特异性均优于 DR，其剂量接近传统胸片；且 CT 对外伤患者还可达到快速、综合检查。因此，当今传统 X 线淡化，CT 作用加强。更为主要的是新生代已经成为医学界的中坚力量，并对现代化设备的运用及诊疗水平都积累了相当的经验，而老一辈临床医生看不懂 CT、磁共振的时代已经结束。

看病难、看病贵原因之三：循证医学的需要

过去感冒、咳嗽凭医生的听诊器就能开出处方，大不了再进行一下透视就解决问题了。而今，医疗官司逐年上升，医院取证倒置，加之循证医学的需要，样样都得有证据才行。就拿超声检查来说，其费用相对于其他医学影像学检查来说是廉价了许多，但对于超声图像最主要的缺点是显示和判断与操作者技巧有关，不利于循证医学的开展。再加上有的疾病是全身性表现，如癌症有否全身性转移等，这对预后的评估及其治疗方案的确立均有较大的关系。因此，一旦发现癌症就要追究其原发病灶在哪？有没有转移？这样致使检查范围

扩大,想必检查费用也就上涨了。

看病难、看病贵原因之四:疾病检查的需要

通常当CT或是磁共振检查平扫时发现病灶就需要造影增强,常需要动脉期影像、静脉期影像以及延时的影像,甚至还不能解决问题,则需要利用灌注成像、对病变进行薄层扫描,所有这些致使检查费用层层攀升。这是病情的需要,有利于去除容积效应,对诊断有好处,便于了解病变的细节。也正因检查完备,单凭一张片子诊断是不全面的,因此造影检查的动脉期影像、静脉期影像,甚至还强调造影检查的延时图像一定要有,这就是医学影像学检查的规范。而这一整套检查下来所花费的时间相当于 2~4 个普通患者的检查时间,于是便造成了患者的积压。

每种疾病都有产生、发展的过程,提倡早发现、早诊断、早治疗,但对其各个时期的检查手段却不尽相同。比如对于缺血性脑中风来讲,常规 CT 几乎可以发现所有直径大于 1cm 的脑出血,而对于脑缺血患者,在 60% 的病例、发病几小时之内的CT检查结果可能是阴性,甚至发病 24 小时后才能显示病灶。因此,有时同一位患者需要进行多次、同样的检查,以判断疾病及其疗效。CT 灌注成像可以早期显示脑缺血的病灶,最早可在出现症状 30 分钟后显示病灶,但如果使用这种新技术就意味着检查费用的上涨。

有人对颈部外伤进行了影像学的比较研究,得出的结论是颈部外伤最好常规采用 X 线平片和CT检查才不至于遗漏骨折和脱位诊断,临床疑有不全瘫痪者应及时再行磁共振扫描(尽管平片和 CT 未见骨折),以便明确颈髓有否挫伤或(和)伴有出血,从而有利及时作出正确诊断,使患者得到有效的救治。就是在县级医院的影像学医生都要树立综合医学影像检查的思想,如在食道癌钡餐造影与 CT 的诊断价值中,通过实践得出结论,尤其气钡双重对比造影对早期食道癌黏膜的侵犯显示更准确,但钡餐造影不能显示食道癌对周围组织有无侵犯及转移情况。CT 增强扫描能使食道与纵隔结构对比更清楚,可明确有无淋巴结及远处脏器转移,根据 CT 表现能对食道癌作出正确的分期,估计癌瘤能否切除及判断预后。因而临床均主张食道癌在治疗前应常规进行 CT 检查。两种检查手段的结合对早期病变的发现,术前 CT 分期及治疗方案的合理选择均有重要价值。然而,综合影像学检查较之过去单一的影像学检查科学性更强,但费用也在不断上升。

影像学表现变化多端,同一种疾病可有许多不同的影像学表现,不同的疾病则可以出现相似或几乎相同的影像学表现,鉴别诊断有时相当困难。作为医学影像学检查有其一定的潜在规律,如检查一般从费用低到费用高,从无创到有创,这对于常规疾病或是当做体格检查来讲是省钱了,但对于疾病,尤其是一些疑难杂症来讲其总的费用肯定是向上攀升的,而且还耽误了检查时间。

是否真的是看病难、看病贵

过去一台机器一天拍 100 个患者已是满负荷了,且各项检查都得预约,并形成第一天拍片,第二天早晨动用全科室专家的力量进行读片、讨论,然后再写报告,下午发报告,第三天患者取报告的格局。就是这样也没人说看病难、看病贵。这是因为那时看病的患者是利用工作时间且不扣工资,还有公费医疗。而今一台机器一天拍 300 名患者,致使医生们放弃中午休息的时间来为患者进行检查都无法应对,医生们常常是从早 8 点一直干到晚 8 点,并实施了门诊普通 X 线平片 2 小时出报告、急诊 30 分钟出报告的工作模式,将此项工作扩展到门诊 CT、磁共振,即使是胃肠造影检查,门诊患者只要符合空腹等必要的检查条件,随到随查。即便如此,仍在大声疾呼看病难、看病贵。这是因为现在看病是用自己的时间,离开工作岗位就得扣工资、扣奖金,且用自己的钱进行检查。要知道,在国外为看乳腺癌要预约 3 个月,甚至更长;而在国内当天来,当天查,大多数医学影像学检查不需要预约。

现代多层螺旋 CT 的出现大大提高了扫描速度、扫描范围、空间分辨力和时间分辨力,并做到各向同性重组。利用它进行 CT 血管造影对危重患者提供了一种更快、更简便、更好的检查方法,接受 CT 血管造影检查的患者不需要住院,接受的 X 线剂量及注射的碘剂也小于导管造影。尽管从单方面讲其检查费是高了,但从综合费用及时间上来讲是省了。因此,医学影像是医院发展的平台与支撑点,对临床的帮助越来越重要。

怎样合理协同应用

由于设备昂贵,因此我们应该合理地加以利用,根据疾病的特点,减少重复检查、减少不必要的检查,走理、工、医相结合的道路。医学影像学是医学发展最快的一门学科,需要大家学习、学习、再学习,跟上形势并对青年人给予了厚望。在习惯了传统解剖学特点以外,要走进分子医学领域中去,对功能性医学影像的研究值得关注。要充分发挥多层螺旋 CT 的优势,不要一味追求高档、排数越多越好,要根据实际情况加以选用。

总之,要以最小的合理花费达到尽快诊断疾病的目的。患者是一个有机的整体,而对于医学影像来讲其各种手段有很强的互补和借鉴,要在检查上尽可能删繁就简、相互补充,这不仅可以节省人力、物力、财力,也有利于提高诊断水平。牢固树立不同影像检查合理应用和互相结合的意识,结合年龄、生理特点、病变解剖部位,以无损伤或少损伤检查替代损伤性检查,以简单替代复杂,扬长避短,缩短诊断时间,尽可能地减少患者的经济负担。

第九节　介入放射诊疗行为呼唤规范化管理

介入治疗是在医学影像设备(如数字减影血管造影、CT、超声等)

的引导下,通过一些特种器材,如穿刺针、导管导丝、探头等进行体外操作的治疗。它具有"不开刀、损伤小、恢复快、效果好"的优点,特别适用于那些内科药物治疗无效而又不能进行(或者是患者不愿意接受)外科手术治疗的疾病。如肝癌、肺癌、胃癌等恶性肿瘤;肝血管瘤、肝肾囊肿、子宫肌瘤等良性肿瘤;良、恶性食管和气管狭窄及食管瘘,良、恶性胆道梗阻等腔道狭窄;股骨头缺血性坏死、腰椎间盘突出症等骨与关节疾病;各种原因引起的血管狭窄、阻塞、动脉瘤等血管性病变;输卵管再通术以及动脉性消化道出血等出血与非出血性疾病等。介入治疗体现了微创、高效的特点。

介入放射学的产生及其特点

1963 年,创始人 Charles Dotter 在捷克全国放射学年会上提到应用导管治疗疾病的可能性,引起轰动。1964 年 Dotter 首次应用同轴导管法成功完成 1 例股浅动脉狭窄的老年病人的介入治疗,标志着介入放射学的形成。后来 Alexander Margulis 将这一新兴的专业命名为" Interventional Radiology"(介入放射学)。20 世纪 70 年代以后介入放射学发展迅速,成为以微创诊疗为主要手段的一门新兴学科,已成为许多疾病临床治疗的首选方法,并被称为第三大临床治疗手段。由此,介入诊疗受到整个医学界高度重视和广大患者的认同。

介入放射学目前的窘境

介入放射学在我国的发展已有 30 多年的历史,早期偏重于肿瘤的介入治疗。如今,血管性病变的介入治疗是介入放射领域的一个非常重要的组成部分,更能体现介入治疗微创、高效的特点,有些技术已完全取代了外科手术。加之血管性疾病涉及面广,介入治疗难度大、技术要求高,已成为当前我国介入放射学的热点。

尽管这些年介入放射学的技术在进步,水平也在不断提高,但广大介入放射学医生感觉压力较大,这主要是来自社会大环境的压力以及来自学科间"领地之争",特别是后者已成为必须正视并亟待解决的问题。

目前,我国的介入放射学像一个加工厂,别人叫你做什么你就做什么,更有甚者只看过几例手术过程,没有任何培训学习,就"大胆实践",直接上手术台给患者做介入手术;有的不管自己有没有能力做这个手术,只要患者到了自己的科室,就拿来做试验,完全不考虑患者是否可以得到最佳的治疗效果。同时,许多其他学科的临床医生也纷纷涉足介入放射治疗,介入放射学大有被相关临床学科撕扯之势。当然,这里面既有经济问题也有患者不配合的原因,且介入放射学家的主观认识也存在着一定的偏差。此外,介入放射学的研究设计很简单,观察项目不全面,缺乏一定的标准,分析问题有随意性。介入医学的科研课题和科研成果的评审也只能在内、外科专业组中进行,尤其是对后辈力量,如研究生考试和介入医师晋级均无本专业相应的考评体系,所有这些均进一步制约了介入放射学的发展。

正确处理好影响介入放射学发展的各种关系,特别是逐步形成能够得到了卫生行政部门认同,并相对独立的介入放射学的专业设置和临床学科体系以及分科学会,必将会进一步推动介入放射学事业的稳固发展。

与诊断放射学求同存异

介入放射学同诊断放射学的关系,可以用"分开"和"不能分开"表明。"分开"是因为这两项工作的性质和作用属于完全不同的学科,介入治疗已经同内科、外科并列为医学的三大手段,可以借鉴内外科的发展模式,在介入治疗形成门诊、病房、手术、随访的一体化体系之后,有利于患者治疗,有利于介入专业的人才培养。而"不能分开"是因为从历史沿革、学科发展、疾病诊疗等方面讲两者是密不可分的,介入放射同诊断放射间有一些交叉的检查和操作,两者的分离会削弱各自的地位和影响。所以,早在2001年美国放射学会通过了承认介入放射学是放射学的亚专业的决议。为此,要正确处理介入放射和诊断放射的关系,即介入放射学同诊断放射学是平等的亚专业。

介入放射学是在临床放射学的基础上发展起来的微创治疗,介入医师必须具备影像知识、临床知识和介入治疗操作技术,是在影像知识的基础上开展工作的,但其职能不是进行影像诊断,而是利用影像指导介入诊断和介入治疗。因此,应推进包括介入诊疗在内的"大影像"概念的现代医学影像学科的建设。

介入放射学术地位有待提高

介入医生应集中精力搞好介入诊疗,熟练掌握介入诊疗技术,建设一支以博士、硕士为骨干的,技术过硬、梯队合理的专业学组精英团队,做到技术全面、技高一筹。

介入放射学应建立自行管理、自成体系的介入病房、介入门诊和介入实验室等。介入放射学作为临床科室,一定要有自己的病床数。病床数至少 20 张,这是作为一门学科的基本要求。此外,要取得更大的成绩必须进行高档次的实验研究,要严密随访。

竞争中逃不了实际经验与教训的积累,要通过加强患者管理和随访,增长临床知识和经验。介入放射学会应制定包括放射诊断、临床治疗和介入放射在内的正规、系统培训的临床学计划,制定合理措施以吸收和壮大介入放射学科的人才力量。

坚持以临床为主的介入放射学发展模式是本学科持续发展的重要保障,要到内外科轮转,学习临床处理能力,提高术前、术后观察处理水平。成立介入病房后需要介入医生从放射科其他工作中脱离出来,以获得更多的从事介入治疗的工作时间。加强介入治疗的基础和临床研究,争取相关学科和医院管理层的理解和支持,同其他相关专业建立友好的伙伴关系。有关部门应尽早为介入医学专业建立相对独立的医师考评体系和科研评审体系,充分利用各种机会、手段使医疗人员和公众了解什么是介入放射学以及介入放射学医师的职能。

介入放射学要规范化作业

我国介入放射学已开展三十多年了,很多人以为基本方法谁都会,其实不然。不仅是新手,不少已有相当名气的介入大腕的操作还缺少严格训练。如操作室的管理是否每天消毒?闲杂人员随意进出控制台室;护士不穿防护服;手术者的无菌观念差,与不戴口罩的人面对面谈话等。因此,必须加强"三基"训练,促进自身建设。

要进行临床治疗方法相关性的研究,特别要对风险进行预测。总之,规范化管理有利于介入放射做精、做强,只有这样才能确保追求高新技术,也只有这样才有资格去追求高新技术。

第十节　乳腺影像学检查何去何从

乳腺癌是女性发病率最高的恶性肿瘤,临床上绝大部分为进展期乳腺癌。目前利用免疫组织化学技术进行乳腺癌病理分子分型指导临床精准治疗已取得较大成效,对降低乳腺癌死亡率起了重要作用。为进一步提高我国乳腺癌治疗水平,临床亟须发展一种实时动态、多元精准、在体无创、快速简便的分子分型新方法,反映肿瘤发生、发展及治疗过程中不同阶段的生物学特征。分子影像技术可在体、动态、定量显现肿瘤基因转录、蛋白表达及物质代谢水平的差异,有望实现乳腺癌的实时动态多元分子分型,以指导乳腺癌精准治疗,提高疗效。

乳腺癌的精准诊疗是我国国民健康的重大需求

乳腺癌是严重威胁人类健康和生命的疾病。2008 年世界卫生组织统计数据表明,乳腺癌发病率居女性恶性肿瘤的首位。世界范围内乳腺癌发病约 138 万例,死亡人数约 46 万例,预计 5 年内发病 520 万例,其中我国发病约 17 万例,死亡人数约 4.5 万例,预计 5 年内发病 132 万例。我国乳腺癌流行病学资料显示,随着我国经济的快速增长,乳腺癌发病率也呈快速增长趋势,年平均增长速度在 3%~4% 之间,远高于世界平均的增长速度。同时我国乳腺癌的发病年龄趋于年轻化,女性乳腺癌患者发病的中位年龄为 48 岁,比西方国家提早了 10 年。乳腺癌已经成为我国女性恶性肿瘤中发病率最高的疾病。

乳腺癌给患者和家庭造成了巨大痛苦与沉重负担。美国癌症学会测算恶性肿瘤相关的经济负担高达 9000 亿美元,占全球生产总值的 1.5%,居各类疾病造成的经济损失之首。其中乳腺癌造成约 880 亿美元的损失,位居第三。在我国庞大的人口决定了任何形式的医疗保障都会是严重的负荷。因此,针对乳腺癌诊疗的研究有重大的医学和社会意义,也是提高我国居民健康的重大迫切需求。

尽管"早期发现、早期诊断、早期治疗"是根治恶性肿瘤的最佳途径,但是临床上乳腺癌患者就诊时通常已处于进展期,因此如何提高进展期乳腺癌患者的治疗效果,延长生存时间,改善生存质量,同时减少医疗花费,是我国亟须解决的重大问题。目前乳腺癌治疗包括手术、化疗、放疗、激素治疗、分子靶向治疗。每一种治疗手段均有其局限性,不能适用于所有的乳腺癌患者。相同的治疗方案,对不同的乳腺癌患者个体,其疗效和预后也相差很大。选择不恰当的治疗方案,不仅不能改善患者预后,甚至会给患者带来更大的痛苦。因此,如何根据乳腺癌患者的个体差异,进行精准诊断并开展精准治疗是亟待解决的问题。

为此,2004 年年底中国抗癌协会发起了"百万妇女乳腺癌普查工程"项目,这是一项十分有意义的项目。然而,一石激起千层浪,受到了中华医学会影像技术分会、中华医学会放射诊断分会在内的多个学术团体的反对。

反对理由之一：普查需要质量控制

在国内，为使普查能收到实效，必须在实施前进行广泛的宣传和严密的计划；科学选择普查对象；有较高档次的影像设备，以及训练有素的医技人员。否则，可能会劳民伤财，徒劳无功，且贻害妇女。这就需要优化乳腺X线摄影设备及注重技术操作的质量控制，包括标准测试物（体模）对成像设备的评价，对乳腺行放射剂量的测定，以及摄影体位，包括乳腺斜位（MLO）和轴位（CC），补充位包括侧位、局部点压放大及乳腺导管造影等；在体位设计时，应做到左右对称、乳头呈切线位、乳腺组织展开、乳腺下缘拉伸、乳腺后间隙显示；摄影条件应使本底及腺体的密度、乳腺组织内外结构的对比鲜明，去除伪影等。

反对理由之二：普查需要制定质量标准

乳腺X线摄影是一项技术性很强的工作，这是由于需要用低辐射剂量的X线产生高对比度、高空间分辨力的乳腺影像，以确保患者根据乳腺筛查计划安全地进行早期乳腺癌检测。而作为早期诊断的钼靶检查的目标是尽可能多地显示乳腺组织、显影组织真实清晰、病灶位置明确、显影完全，在满足诊断要求的同时，降低患者的受检剂量。

因此，须完成乳腺影像学体位显示标准、成像技术标准、乳腺平均腺体剂量标准、乳腺摄影压迫技术的评价、乳腺影像密度的评价、乳腺影像对比度的评价、乳腺影像的锐利度的评价、乳腺影像噪声等的评价工作。

反对理由之三：普查需要准入制

第一届乳腺摄影技师上岗考试于2007年11月17日在北京进行，考试人数332人，乳腺摄影纳入持证上岗范畴，这在全国引起了很大的反响。那么，该不该推行乳腺摄影技师持证上岗呢？如果乳腺 X 线摄影都需要上岗证,接下来是不是胸片、四肢 X 线摄影也要上岗证呢? 当今就连开电梯的、烧锅炉的都要有上岗证,如果我们没有,这就意味着我们的技术工作不需要资格论证,找个临时工就可以了。在一些医院只要有"背景",什么资格认证不认证,照样上岗操作 CT、MR、乳腺机。那么,患者的检查如何得到保证,我们还有没有必要培养医学影像技术人员? 答案是:乳腺摄影纳入持证上岗范畴的意义在于为患者安全可靠的检查提供保证,为全国医学影像技术人员赢得卫生行政管理部门的保证。

当今国外的做法

欧美资料表明,通过乳腺普查,使乳腺癌的死亡率下降 30%~40%,对于每一个癌症可节约 7.5 万 ~8 万美元。为此,美国有关部门宣布 2000 年着手 50 岁以上的妇女 60% 进行普查的计划。当然,在美国首先要求乳腺 X 线检查必须遵守有关放射安全的规定,成像设备必须合格,否则将受到法律的严厉制裁。且普查必须具有相应的标准,即 40 岁以上、前次乳房 X 线照相至少已有 1 年、有症状和乳腺植入物及乳腺癌历史的人除外。40 岁以下的妇女需要有医师的符合普查条件的申请单,并且建议妇女们应该被告之普查有可能会有负面效应,但又强调此并不影响使用乳腺 X 线照相术诊断乳腺癌。

辐射剂量下降的可行性

通过体模研究表明,应用全视野数字乳腺 X 线摄影时患者的辐射剂量明显降低,比传统的屏 - 片乳腺 X 线摄影低 25%,单个影像的腺体平均剂量的均值是 1.51mGy;而对细节的检出率增长了 10%~25%。当然,应用不同能量进行曝光,患者所受到的辐射剂量有明显不同,正确的组合可在保证影像质量的前提下降低患者剂量。

当今,数字乳腺 X 线摄影正逐步代替传统的屏 - 片组合,成为临床应用的主流。数字探测器对 X 线的高吸收率,有较宽的动态范围和良好的线性,较低的辐射剂量和系统噪声,实现了较高的密度分辨力,加之系统强大的后处理功能,而有利于癌灶的检出。因此,无论是 DR(数字 X 线摄影)也好,CR(计算机 X 线摄影)也罢,均已通过FDA(美国食品药品监督局)批准应用于乳腺摄影。但是,试图采用最低辐射剂量摄影并不是全部目的,因为采用太低剂量获得的影像会增加降低乳腺 X 线摄影对乳腺癌探测和定性能力的危险。

第十一节　影像诊断的第三只眼

计算机辅助诊断简称 CAD 技术,20 世纪 70 年代国外首先将此项技术应用于乳腺疾病的诊断,并进行了大量技术、临床应用方面的研究,目前已日臻完善。自 80 年代起,美国芝加哥大学又对胸部疾病的 CAD 技术进行了大量研究,并取得了阶段性成果。90 年代以来,尤其是随着数字化影像设备市场比例增高,系统越来越多地与设备配套设计出售,这足以证明 CAD 技术的成功。

什么是"计算机辅助诊断"?

计算机辅助诊断是指通过影像学、医学图像处理技术以及其他可能的生理、生化手段,结合计算机的分析计算,辅助影像科医师发现病灶,提高诊断的准确率。现在常说的 CAD 技术主要是指基于医学影像学的计算机辅助技术。这里要和计算机辅助检测相区别,后者重点是检测,计算机把异常的征象标注出来,并提供常见的影像后处理技术,不进行诊断。可以这样说,计算机辅助诊断是计算机辅助检测的延伸和最终目的,计算机辅助检测是计算机辅助诊断的基础和必经阶段。

CAD 技术主要是基于图像存档与通讯系统(PACS),利用工作站对获得的医学图像进行模式识别、图像分割、病灶特征提取等处理,进而得到有价值的诊断信息。CAD 技术使 PACS 功能得到延伸。对数据的应用从低层次的简单查询提升为从数据库中挖掘有意义的知识、规律或深层次信息,即所谓"知识发现"。CAD 系统应当始终定位在"第二阅片者",也有人称之为医生的"第三只眼",采用 CAD 系统有助于提高医生诊断的敏感性和特异性。

在乳腺疾病中的应用

据统计,患有乳腺癌并接受钼靶 X 线检查的妇女有 10%~30% 被误诊为阴性,但复查发现,大约 2/3 被误诊的图像表现出明显的病灶特征。这种误诊主要是由于病灶特征不明显、医师眼睛疲劳、阅片经验的差异、图像噪声等原因造成。在乳腺平片的诊断过程中,影像科医生首先读片进行分析,之后再经 CAD "读片",标记导演区域,最后影像科医师根据计算机提示重新有重点地阅片,并作出最终诊断。

CAD 技术主要通过计算机将乳腺钼靶 X 线片数字化,再与计算机数据库中的正常乳腺进行比较,最后计算机将其认为异常的部位勾画出来,供影像科医师参考。由于乳腺的腺体组织与肿瘤组织在 X 线摄影条件下缺乏良好的对比,所以早期体积较小的肿瘤易被影像科医师漏诊。CAD 技术可以提示影像科医师注意可疑的区域,有利于发现早期肿瘤。由于数字摄影的迅猛发展,特别是数字乳腺摄影的出现,大大加速了 CAD 技术的研究和临床应用,尤其在早期诊断技术方面。

在胸部疾病中的应用

CAD 在胸部疾病中的应用主要集中在胸片的心脏和肺野的自动分析,如心胸比例、肺结节、气胸的检测、肺间质渗出、肿块和钙化的分类、鉴别等方面,尤其是肺结节的检出有着特别重要的意义。

展望

一个 CAD 系统集成了多种技术和算法,从而实现完整的检测和提示病灶功能。其中,人们对两个核心模块的研究最为深入,其研究成果也最为丰富。分割、特征提取模块主要涉及医学图像处理技术的选取和应用。近年来,人们进一步对 CAD 技术提出了更高的要求。第一是风险预测,目的是分析乳腺组织的模式跟乳腺癌风险之间的关系。这样就把乳腺癌防治的重点放在高危人群,其中最受关注的乳腺组织特征就是乳腺的致密组织。第二是检测被医师遗漏的病灶。如前所述,CAD 系统的作用是辅助医师诊断,所以系统本身特异性和敏感性不一定要非常好。只要它能提醒医师那些人眼容易忽略的特征就达到了辅助诊断的目的。第三是新特征的发掘。目前 CAD 系统使用的特征参数基本上是研究人员把医师读图的经验用数字表达的结果。第四是多模式数据的综合分析。光就医学影像学的手段而言,已经用于乳腺癌检测的就有钼靶软 X 线成像、MRI、超声成像等,每种成像手段都有各自的特点。超声成像特别适用于致密型乳腺组织;MRI 则可以对乳腺进行三维成像。虽然钼靶 X 线成像是判断乳腺癌的"金标准",其他成像手段仍是重要的补充技术。第五是统一 CAD 系统的评价标准。

国人有待加强这方面的意识

我国目前的 CAD 技术研究仍处于起步阶段,这可能是东方女性乳腺癌的发病率较西方女性低,使得 CAD 系统开发的紧迫性较弱的关系。同时,国内尚未形成可靠的数字钼靶 X 线图像数据库。但愿随着经济的发展和人们生活水平的日益提高,我们能逐渐具备开发完整的 CAD 系统的能力和意识到这种开发的意义,填补这一研究领域的空白。

第十二节　诊断有了"千里眼"

1998 年夏天,为提高抗洪前线的医疗诊断水平,在九江抗洪前线紧急开通了远程医疗系统,为 2 名负伤的战士进行专家会诊和跟踪检查。2 名受伤战士都是 18 岁,其中一名肩扛 75 千克的沙包从高处跌落,导致第 5 颈椎骨折,四肢瘫痪;另一名因扛着沙包跑得太猛而摔倒,伤情严重。

您可能难以想象,2 名伤情复杂的战士的 X 线片,会清晰地显示在后方远程医疗会诊中心的彩色大屏幕上;更难以想象,后方的专家也会在九江的多媒体终端上出现,并与九江的医生进行"面对面"的交流。专家们通过远程医疗系统对这 2 名战士的治疗方案进行了研究,提出了明确的指导性意见,前后仅用了半小时。远程医疗系统追踪调查表明,2 名士兵按专家意见治疗后恢复良好。如果按照常规用专车送专家前往九江会诊,要经过多少小时的长途颠簸,且易延误了抢救时间。远程医学可以避免医生长途奔波,减轻患者的痛苦。采用远程诊疗新技术,在两地开通方便快捷的远程会诊,让专家在后方为近千里之外的抗洪战士准确地诊断病情,这就是远程医学的优势之所在。

远程医学可分为远程医学教育、远程会诊、远程诊断等内容。远程会诊是两地或多地医生共同分析患者资料,特别是放射学图像、超声图像、病理检查、心电图等。最终诊断报告由本地医生提出,异地专家提供参考意见。远程诊断是在共同分析医学影像及其他各种诊断信息后,由远在异地的专家签署最终诊断报告。整个过程涉及图像的数据采集、压缩、传送、解压缩、处理和显示等各个技术环节。远程医学已运用到众多医学领域,形成了远程放射学、远程病理学、远程皮肤病学、远程心血管病学、远程内窥镜诊断学和远程精神病学等。它们各有不同的信息载体要求,例如远程放射学要求能真实地传送大片幅的多组静态图像,而远程心血管病学和远程内窥镜诊断学则要求传送高质量的视频图像。

远程医学近些年在国际上刚刚发展起来,是计算机科学的综合产物。医疗文书及图像信息在计算机管理下完成多方式的存储、处理和归档,具有快速检索的优势。计算机网络对医疗文书进行传输和管理,可使不同地区的专家同时对一位患者进行会诊。医疗信息远距离传输和远程操作,使患者坐在家中看病将成为现实。在国际信息联网的情况下形成的远程医学,其诊断效率和质量在整体上更有提高。

远程医学在海上医疗救护中也可发挥巨大作用。舰船上的主刀医生在手术中遇到困难,可即刻让助手打开电脑,向远在外地的专家发电子邮件,详细描述病情及手术经过。在网络的另一端,专家则通过电脑荧光屏了解患者的各种诊断资料,包括高速传输的图像。专家把各类医学文书及图像进行合理的分析和对比,迅捷作出最准确的诊断,指导主刀医生有条不紊地继续开展手术,以使患者化险为夷。但在整个诊断过程中,专家与主刀医生、患者并没有见面。

也许有人要问:这种医学信息的传输是否有一定的安全性?有的患者不愿使自己的病情让别人知道该怎么办呢?这种担心是大可不必的。远程医学能够保证医学数据的完整性和保密性,防止丢数据和出现错误,保障患者的隐私权。有关资料表明,即使一个管理制度十分完善的医院,由于借出、会诊等,X线片丢失率也常达10%~20%。远程医学还可通过国际交互网络实现越洋会诊、诊断,延伸到世界上100多个国家和地区,使患者看病不再受时空的限制。

远程医学以高速计算机设备为基础,通过网络和通讯方式在医生与患者之间架起桥梁。利用大容量磁盘、光盘存贮介质和数字化电子方式,存储、管理、传送、显示医学图像及相关医疗信息,摆脱了对传统的医疗方式的依赖。远程医学节省了患者往返途中的费用,避免了舟车劳顿,缩短了住院周期,提高了床位周转率。更可贵的是,它不仅建立了新型的医患关系,而且使医生之间的交流变得快捷,把乡村医生与医学专家的距离拉近了。我国局部地区目前正在开发远程医学,我们相信这是一项前程远大的事业。

第十三节　在家中看病不是梦

医学图像存档与通信系统简称PACS，是近些年发展起来的一个由医学影像学和计算机科学发展的综合产物。它将图像信息以数字形式表现，在计算机管理下完成多种方式的图像存储、处理和归档，具有快速检索图像的优势。再者，通过计算机网络，能使不同地域对同一图像可同时存取，实现了图像信息远程操作和远距离传输，克服了胶片系统在这方面的限制，从而实现了坐在家中看病的梦想。

产生的原因

一是随着现代医学成像技术的发展，大量新型的医学影像设备迅速投入到临床中，如X线数字成像、数字减影血管造影、CT、磁共振、E-CT、PET/CT、SPECT和超声等，为临床医生对疾病的诊断和治疗提供了更多的信息，大大提高了医学影像学科及临床的整体医疗水平，而这些现代化医学影像设备均为数字化产品，这就为PACS的产生奠定了物质基础。

与此同时，所产生的大量医学影像资料对科室和医院的管理提出了更高的要求，并使传统存片方式的弊端显得更为突出。那就是传统X线照片的存档占据了医学影像科庞大的存储空间，在手工查找方面往往消耗了大量的时间，且归错档、丢失等事故常有发生。存放时间过久的胶片影像失真影响诊断。此外，旧的存档法亦难以满足快速传递信息的要求。有关资料表明，即使一个管理制度十分完善的医院，由于借出、会诊等，X线片丢失率也会在10%~20%。显然这种方法已经远远不能满足医院迅速增长的业务要求，迫切需要一种自动化的影像管理系统来代替它。

同时，随着社会的发展，医院之间、医生之间的交流越来越多，图像作为重要的参考资料在临床疾病诊断中越显重要。一些疑难杂症经常需要多学科专家进行会诊,作为患者重要诊断资料的影像检查结果需要共享。鉴于此,人们致力于开发 PACS。

随着计算机产业,特别是个人电脑(PC)产业和网络技术的迅速发展,使 PACS 的实现成为可能。PACS 系统的 2 个功能,即存档和通讯要求有高性能的计算机和高速网络做保证。近 20 年来,PC 机迅速普及,且性能成倍增长。进入 20 世纪 90 年代后,大容量存储介质的出现且费用不断下降,网络技术也得到飞速发展,使自动化的医学影像管理和大范围的图像共享成为可能。基于以上原因,PACS 系统应运而生并迅速发展。

什么是"图像存档与通讯系统"?

PACS 是医院用于管理医疗设备,如 X 线数字成像、CT、磁共振、数字减影血管造影、核医学、超声等产生的医学影像的信息系统。它利用先进的计算机技术、图像压缩功能和网络传输技术,最终实现医学图像信息的数字化存储、传送和处理。

其系统工作原理是先由各种成像设备产生患者的诊断图像,通过网络,如局域网,把图像传送到数据库。工作站是在图形方式下显示已被存放在数据库中的医学图像。不同用户可从工作站提出观看一幅或同时观察由不同成像设备生成的某一患者的多幅图像,然后将从数据库查到所需图像,再传回工作站供用户查阅。

PACS 正是以高速计算机设备为基础,通过网络和通讯方式连接各种影像设备及相关临床科室,利用大容量磁、光存贮介质和数字化电子方式存储、管理、传送、显示医学图像及相关信息,这就摆脱了对传统硬拷贝技术的依赖。

规模的大小

第一类,小型 PACS 或是 mini-PACS,局限于单一影像部门或科内,目的是提高部门内医疗设备的使用效率。该系统造价低、容易实现,但传输速度慢。

第二类,院内图像发布系统,是影像科范围内的图像传输网络,包括影像科各种数字化影像设备,如超声、核医学、放射治疗科等。目的是支持在医院内部所有关于医学影像的活动,集成了所有医学影像设备的图像存储和分发。该系统可用于临床和医学影像学教育。

第三类,整个医院内实施的完整 PACS 系统,是医院内所有科室的数字化图像设备或影像科与临床科之间的图像传输网络。目的是帮助医院内其他部门,特别是急诊室(ER)和监护室(ICU)获得医学影像学图像。

第四类,基于全院 PACS 的远程医学影像系统,各医院的 PACS 间借助公用通讯网络在广域网上进行信息的交换。目的是支持远程图像传输和显示,此系统造价昂贵,功能齐全,具有多个远程工作站,可进行远程会诊。

医学影像的存储

由于医学影像具有法律文件的特性,决定了影像资料至少需要保存 15 年以上。加之影像资料的数据量较大,长期有效地存储是 PACS 需要解决的一个重要技术问题。因此,这首先要求有大容量存储器,图像的存储需要解决在线浏览 30 天左右的所有住院患者的图像,以大容量的阵列硬盘作为存储介质;对半年至 1 年的图像资料采用磁光盘存储;超过 1 年的图像资料以 DVD、或移动硬盘等介质存储,需手工检索。采用分层存贮策略来满足 PACS 的要求,即将 PACS 中的图像分轻重缓急分别存于高速缓存(RAM 存贮,即随机存储器)、前台(高速磁盘)和后台(光盘塔或库)存储器中,使用较多的或刚刚产生的图像应存于前台存储器中,不常使用或过期的图像应将其归档并存于光盘中。医学图像按一定的方式存储在患者数据库中,存储前作分类、编排、索引、文字说明或其他形式的再处理。一句话,按存储时间可分为在线存储、近线存储和离线存储,以容量大小形成金字塔式结构。

可利用的功能

PACS能够显示各种医学影像,可以调整显示的分格,并可单独对每幅图像进行处理,包括图像放大、缩小、增强、锐度调整以及漫游等,图像面积、周长、灰度等的测量,并具有对医学图像进行后处理和统计分析的各种功能,电影回放、三维重建、多切面重建等,但其基本功能应包括图像及相关信息存储、无胶片诊断、图像处理、低成本复制、复合影像诊断、远程传输、设备集群使用。

稳定性与安全性

数据的安全在网络的使用中是第一位的,没有安全性的网络是没有意义的。系统的安全保障不仅局限于数据通讯中的安全,而且还应该包括数据存储的安全,如系统抵御黑客、病毒的攻击等各个方面。通常在PACS自身系统中,通过设定管理权限、网络防火墙、防病毒程序等方案来保障系统的安全。但是,任何安全保障工作都不可能是一劳永逸的,因此PACS承建者需要提供较完整的安全保障计划给医院信息维护人员,例如密码的有效期、病毒更新机制及定期的检查等。

鉴于此,医学影像信息系统的安全性具有重要意义。一方面它能保证医学数据的完整性和保密性,以防丢失数据和出现错误,并要保障患者的隐私权和医生自身的安全性;另一方面它要确保系统中各类资源的正常进行,并对医疗失误的情况提供记录。

优势

PACS的优势在于节省胶片费用;方便了临床上及时做出决策,缩短了患者住院周期,提高了床位周转率;减少了找片的时间,提高了工作效率;影像科医师能及时阅片作出诊断;使远程诊断成为可能,还能使激光相机联网共享,对已存储图像通过激光打印机进行多份拷贝变得直接、简单,可排版打印更节约了胶片的费用,使医学影像能高效率地存储和传送。图像能存储在计算机上,减少存储空间,数据能有效地进行管理,杜绝丢失。能随时、随处,快速、准确地在 PACS 任一显示工作站调阅图像和诊断结果,可以在不同的场所由许多医生讨论同一位患者的影像信息,还可以检索出不同时期、不同患者的影像信息进行综合参考,便于对照和比较。后处理功能适应了医生不同的诊断需要,提高了医生的满意度和诊断水平。资源共享使患者避免了在不同医院看病而需要进行的重复检查。医院管理最优化,带来更高的经济效益、社会效益和学术效益。

有资料表明,改变与 PACS 使用相关的工作流程可使技术员的效率增加 20%~60%,职员效率增加 50% 以上,影像学家的工作效率增加 40% 以上,而自动影像显示增加影像学家的判读效率在 10% 以上。临床医生指出,由于改变了无胶片化科室管理的相关工作流程,一般他们一天节约 45 分钟以上,仅工作菜单方式的使用在传递 CT 扫描到 PACS 中,错误率就从 8% 降到约 1.5%。

PACS 与 Internet 相连应用于远程医疗,可充分发挥中心医院的指导作用,使多个地方的影像科医生或临床医生借助 PSTN(公共交换电话网)、ISDN(综合业务数据网)、ATM(异步传输模式)同时观察分析同一图像,形成视讯会议,提高治疗水平、对减少患者费用有直接作用;将 PACS 与医院信息系统(HIS)、放射科信息系统(RIS)相连接,使临床科室特别是 ICU 医生通过计算机网络可快速方便地看到患者散在各个科室的文本和图像资料,及时制定处理方法、为治疗和抢救争取时间。更为重要的是可改变医院旧的影像管理模式,实现影像数字化、无胶片化,大大提高了医院的医疗技术水平和工作效率,更好地为患者服务。

我国仍处于起步阶段

国内 PACS 建设起步较晚,90 年代中晚期开始有少数医院筹建小型或微型 PACS。在 1999~2001 年间正式建小型 PACS 的医院不过 10 余家。据调查,2002 年建设医院信息系统(HIS)占 31%,华东地区医院所占的比例接近 80%,由此可见 PACS 的建设要远远少于 HIS 的建设,这主要是受经费的限制和若干关键技术没有得到解决,特别是人们的思维方式还远远停留在"纸张时代",总认为 PACS 的建立对医院来讲是一项赔本的买卖,加之有关配套的法规制度不够健全,使得我国的 PACS 研究和应用仍然处于起步阶段。